「酵素」がつくる腸免疫力

鶴見クリニック院長
鶴見隆史
Takafumi Tsurumi

大和書房

はじめに

日本は、長寿大国として世界に名を馳せています。１００歳を超える長寿者も、ついに5万人を突破しました。年々この数字が増加していくことは、間違いありません。しかし、一見おめでたいこの数字も、裏に回ってみると悲惨な現状が見え隠れします。それは、寝たきりで薬漬けになっている人たちが、なんと80パーセントもいることです。

「日本人が長寿になったということ」と、「日本人が健康であるということ」は必ずしも一致していないのです。

患者数の変遷《へんせん》で、日本の病気の増多ぶりを見てみましょう。

まずは、がん。１９８０年には、年間死亡者は約16万人でした。それが現在では、約35万人です。たった30年の間に20万人も増えています。「2人に一人ががんになり、3人に一人ががんで死ぬ時代」とよくいわれますが、このままでは「2

人に一人ががんで死ぬ時代」になるのも、そんなに遠くないような気がします。

がんと並ぶ国民病、糖尿病はどうでしょうか。現在の患者数は、予備軍も含めると2000万人を超えています。50年前の1960年代初期は、わずか3万人だったのです。人工透析数も30万人の大台に乗りました。日本透析医学会統計調査委員会の集計によると、10年前はまだ20万人ほどで、40年前の1970年代まで遡《さかのぼ》ると、わずか1万人くらいでした。

高齢化社会特有の病気、アルツハイマー病も急増しています。厚生労働省によると、認知症の患者数は2012年に462万人、アルツハイマー病はその68パーセントを占めています。さらに、その予備群も400万人いるといいます。しかし、2005年には、まだ200万人ほどだったのです。

医療技術は日進月歩、新薬もどんどん開発されているというのに、この惨状はなんということでしょう。

日本はたしかに世界に冠たる長寿大国ですが、恥ずべき「病気大国」でもあるのです。

酵素生活＝腸を守り、我が身を守ること

日本の「病気大国」の根底には、食の問題があります。ほとんどの食品に含まれている食品添加物などの化学物質の横行は目に余ります。環境汚染も深刻です。少し前に騒がれたダイオキシン、最近では微小粒子状物質PM2・5、黄砂などの騒ぎも姦《かしま》しいです。中国からはほかにも、毒まみれの食品輸入の問題もあります。

この悲惨な状態から我が身や家族を守るには、どうすればいいのでしょうか。医療の現場にいる私には、日本が病気大国になっている、その原因がはっきりとわかっています。

本書では、いま日本にある問題点を詳しく説明します。そして、その問題を一つずつ解消していく方法を提案していきます。病気や不調の原因を知り、それに対処していかなくては自らの健康は保てません。

第4章では、「腸」から離れ、「酸化」の問題も取り上げました。現代に生きる私たちは、「活性酸素」のトラブルから避けて通れないからです。健康は他人（医者）から与えられるものではなく、自らが自分で勝ち取る、いまはまさにそんな

時代です。

私が現在行っている治療は、①病気が治る食事療法の徹底指導、②最良のサプリメント摂取の指示、③遠赤外線治療機器や鍼灸《しんきゅう》などを使う物理療法が中心です。これら3つを駆使すると、ほとんどといってもいいくらい病気は改善します。

胃炎、腸炎はもとより腰痛、頸痛、膝痛、坐骨神経痛などといった痛みはとれ、鼻炎、喘息、頭痛もほとんど完治してしまいます。がん、リウマチといった難病も大半は治っていきます。

病気が治るのは、病気を根源から治す治療法だからです。原因があって病気は起こっていることを知り、その原因を正していくと本質的に治るものなのです。

治療の根源は、「汚れた腸の改善」です。これをやらなければ、治癒率は半減します。そして、その若々しい腸を保つのに欠かせないのが、「酵素たっぷりの食生活」です。

本書が必ず、読者のみなさまの健康づくりのお役に立てることを信じています。

鶴見　隆史

もくじ

はじめに —— 1

序章
病気になる原因と免疫力

病院に頼ると、病気になる —— 14
西洋医療は、病気の予防から背を向けている
病名が病気の原因？　よくある診療現場のパターン
有機的なつながりを整えて治療するナチュロパチー

薬では病気が治らない!? —— 20
抗がん剤でさらに病気が増える
がんは小さくなっても、早死にする
薬を使い続けるリスク

慢性病は腸内腐敗から起こる —— 29
毒に冒された腸は、体じゅうの機能を破壊する

第1章

酵素が寿命と健康を決める

腸を守る酵素！ —— 34
寿命の長さは酵素次第
酵素とは、体内で起こる化学反応の触媒
役割と特徴がそれぞれある2種類の酵素

命の源、体内酵素〈消化酵素と代謝酵素〉 —— 40
生産量が決まっている体内酵素
エネルギーを生産し、活性酸素を消してくれる代謝酵素
酵素を大事に使えば、150年は生きられる

体内酵素の浪費が不調をつくる —— 50
代謝酵素が不足する原因
現代人の食生活は膵液を抜かれた犬と同じ
「食べてすぐ寝る」習慣は酵素を減らす
「種」を食べてはいけない

消化酵素の浪費を防ぐ方法 —— 61
断食で体内酵素を温存したペンギン

酵素温存に役立つ「食べる順番」と「しっかり噛むこと」
睡眠で体内酵素をチャージする

体内酵素をカバーする体外酵素
〈食物酵素と腸内細菌が持っている酵素〉 ―― 67

「生の力」が体内酵素をカバー
「生の力」で生き返った動物園

その食生活がさらに病気をつくる ―― 72

アフリカの大地で消化器系の病気が多発している理由
日本人の体質、日本人の食事

食物酵素を上手に摂る方法 ―― 76

搾りたての生ジュースを空腹時に飲むこと
納豆や糠漬けで腸内細菌を増やす
体内酵素の温存に役立つ酵素サプリ

腸内細菌が持つ体外酵素の力 ―― 83

腸内細菌が代謝物を生む

第2章

腸免疫力の高め方

病気になるかどうかは酵素が支える腸次第 ―― 86

酵素を活かすライフスタイルが基本

人は血管とともに老いていく ―― 90

健康かどうかは、毛細血管の血流次第

微小循環をよくするのは、酵素の力

血液は腸で作られる!?

腸が体の免疫力と大いに関係がある理由 ―― 98

脳は腸の先っぽから生まれた

年齢とともに移行する免疫器官

コレラにかかる日本人、コレラにかからない現地人

便の色で腸免疫力をチェックする

腸免疫力を高める食物繊維 ―― 107

成人病の根源は、食事が食物繊維を失ったから

下肢の静脈瘤も食物繊維の不足から起きていた

腸内細菌のエサになる食物繊維 —— 114
腸内細菌の不思議
自殺も防ぐ、食物繊維の持つ意外な力
腸内発酵で生じる有機酸も健康を守っている —— 119
腸免疫力を上げ、強い体をつくる短鎖脂肪酸
反芻動物の研究からわかった短鎖脂肪酸
腸を汚染する食のスタイル —— 123
腸を腐敗させる毒物
消化不良は、アレルギーも引き起こす
消化不良を起こす9つの原因
朝、固形食を食べてはいけない理由
汚れた細胞を元に戻すファスティングのすすめ —— 134
肥満や万病の元、細胞便秘を解消
酵素断食には副作用がない
酵素断食で得られる10の効能

第3章

腸を毒素から守る

腸を汚染する、現代の恐ろしい食環境 —— 144
日本の食が狂い出した1970年代
毎日、知らない間に食品添加物を食べている
ミツバチがいなくなる農薬の怖さ
おいしいものは体に悪い
腸をきれいにする対策　その1 —— 157
再び食物繊維。その毒素を吸着してくれる力
生食60パーセント、加熱食40パーセントが理想の比率
玉ねぎ、ブロッコリーは毒出し野菜
腸をきれいにする対策　その2 —— 164
「黒焼き」という昔ながらの知恵
玄米、味噌が放射線に効く!?
毒素を出す量で腸内をチェックする —— 172
意外に長寿だった縄文人の秘密
便量が減少している日本人

第4章

酸化から体を守る

もう一つの毒素、活性酸素 —— 176

日本は大酸化時代

30年前の1000倍発生している活性酸素

活性酸素が引き起こす200の病気

酸化する体を救う酵素とビタミン —— 183

加齢とともに衰える抗酸化酵素

「抗酸化ビタミン」というスカベンジャーの助けを借りる

酸化する体を救う酵素とミネラル —— 190

江戸の武士がミネラルを欠乏させていた理由

抗酸化酵素の生産を助けるミネラル

酸化する体を救うファイトケミカル —— 195

ほうれんそうのルテインががんを予防する

木炭が持つミネラルの力 —— 200

「2000年前」の遺体を「死後4日」の状態にした木炭

電磁波を遮断し、マイナス電子を供給する

マイナス電子で酸化を防ぐ ―― 204

マイナスイオンが体を中性にする

植物にあるマイナスイオン

抗酸化で生命活動を活発にする ―― 212

抗酸化サプリメントの必要性

なぜ心臓がんと脾臓がんがないのか

おわりに ―― 220

序章

病気になる原因と免疫力

病院に頼ると、病気になる

◆西洋医療は、病気の予防から背を向けている

「健康」というものを考える前に、まず「病気」というものを見てみましょう。

私たちの体を冒す病気には、大きく分けて急性病と慢性病の2つがあります。急性病というのは、文字どおり唐突に起こる病気のことで、たとえばウイルスによるインフルエンザや肺炎、熱中症や食中毒による腸カタルなどです。突然、血管が詰まってしまう脳梗塞《のうこうそく》や心筋梗塞《しんきんこうそく》もある意味そうです。

これらに対するのが慢性病です。これは、生活習慣病といわれるものや老化現象に伴って現れる病気です。現代の日本人を苦しめている、がんや糖尿病、高血圧症、アルツハイマー症などです。

これら2つの病気、急性病と慢性病は原因や病に陥るまでの過程がまったく違います。そのため治療法や治療方針は、それぞれ変えなければいけません。

西洋医療というのは、急性の疾患には威力を発揮します。水晶体が混濁した白内障

ならその水晶体を除去し、冠動脈が狭くなる狭心症ならその冠動脈を拡張します。腸が詰まる腸閉塞《ちょうへいそく》なら開腹手術などを行い、その詰まりを解消したりします。この西洋医療が、いまの日本の治療現場の主流です。

西洋医療の重要性、必要性を重々認めたうえで言いますが、これらはあくまで対症療法です。ここで問題なのは、**なぜ水晶体は混濁したか、なぜ冠動脈、腸は詰まったかを疑う視点が欠如していることです。**それらの現象がなぜ起きたのか、その原因を正さなければ、病気はまた同じように起きてしまうのではないのか、そういうことを考えての治療がなされなければいけないと思うのです。

壁がシロアリにやられて崩れたとして、その崩れた壁を修復するのが西洋医療です。シロアリというのは土台から家を蝕《むしば》んでいますので、根本から直さない限り、いずれその家は崩れ落ちてしまいます。崩れ落ちた壁だけを修復し、見かけだけをよくしても根本的な改善にはならないのです。

さらによくないのは、根本原因を放置したまま対症療法を「薬」で行うことです。患者の薬漬けです。それでも副作用や余病（新しい病気）が生じないのなら、この方法でもいいのかもしれません。しかし、薬を長期間飲み続けた先には、間違いなくそれらの害は生じ、それも、前の病気より恐ろしく悪いものになっているケースが多いのです。

日本には、「医者の不養生」ということわざがあります。「人に養生をすすめる医師が自分は健康に注意しない」という意味で、転じて「正しいことを言っていながら実行が伴わない」ということの例えに使われます。

しかし現在では、医者自身が病気を予防する手立てが本当にわからないために、自ら発病してしまっていること、言い換えると、医者が患者の病気を予防しない（できない）医療を行っているため、当然自分自身も予防できず、自らも病気になってしまっている、という皮肉の言葉に聞こえます。

批判を覚悟で極論を言えば、西洋医療というのは「上手に検査できる医療」であって「予防する」とか「健康にする」といったことに背を向けた医療なのではないか、とさえ私は思っているのです。たしかに予防医学という言葉も最近よく耳にしますが、全体を見渡せば、まだまだその意識は相当に薄いのだと思っています。

◆──病名が病気の原因？　よくある診療現場のパターン

具体的な例を紹介してみましょう。

私のクリニックで二度ほど治療を受けたリウマチの患者さんが、私宛にファックスを送ってきました。そこにはこう書かれていました。「先生、やっと原因がわかりました。H病院で調べてもらったら、私の病名はリウマチではなく、シェーグレーン症候群だそうです。これから、その病院で治療を始めます」

彼女の言うシェーグレーン症候群というのは、関節リウマチの合併症の一つなのですが、あくまで病態で、何々と何々が組み合わさってできた症状に過ぎません。だから、「症候群」なのですが、それが病気の原因であるはずはありません。このように原因ではない病名や病態を、さも病気の原因のように考えている人が実に多いのです。

もう一つの例を紹介します。私の知り合いの医師の話です。彼は片手が痺《しび》れて困っていました。悪いことに、さらにもう一方の手までもが痺れ出してきた。その医師はいろいろな病名をあげたうえで、私にこう言ったのです。

「だんだんと病名が絞られてきました。やっと病名がわかったので、これからは治しやすいです」

この医師も病名が「原因」のように考え、これを追う姿勢を崩しません。そして、薬に結びつけるのです。「病名診断、即投薬」という図式です。本当の原因を突き止めるより、病名にあった薬物投与のほうが大事、と勘違いしているのです。

◆――有機的なつながりを整えて治療するナチュロパチー

「アロパチー」とは、その場の修復を主眼とした医療法を指します。対症療法です。西洋医療は、まさにこのアロパチーです。このやり方の特徴は、たしかに救急や急性疾患には威力を発揮しますが、その後、かえって悪く出ることがあります。目先だけよくして大本の原因を正さないからです。

「ナチュロパチー」とは、病気の原因を食事や精神面に求め、食事の内容や摂り方を正して体調を整えるという、有機的なつながりから考える治療法です。

この根底には、「食物は血となり肉となる」という昔からの発想法が流れています。医聖といわれる古代ギリシャのヒポクラテスは、多くの名言を残しています。

「満腹が原因の病気は、空腹によって治る」
「汝《なんじ》の食事を薬とし、汝の薬は食事とせよ」

「人間は、誰でも体の中に100人の名医を持っている」

「病人に食べさせると、病気を養うことになる。一方食事を与えなければ、病気は早く治る」

「病気は、人間が自らの力をもって自然に治すものであり、医者は、これを手助けするにすぎない」

すべてが至言です。これらの言葉が、いまから2400年も前に言われているのです。なんとも凄《すご》いことだと思いませんか。ヒポクラテスこそ、ナチュロパチーの創始者と言っても過言ではありません。これこそが「原因療法・根本療法」なのです。


治療は、病気の原因を探すことから始まる。

薬では病気が治らない!?

◆──抗がん剤でさらに病気が増える

がんは、現代の日本人を苦しめる代表的な難病です。西洋医療では、がん治療に三大療法が用いられます。まずは手術、放射線療法、そして化学療法です。化学療法というのは、主に抗がん剤治療のことをいいますが、日本は、世界でいちばん抗がん剤が治療に使われている国なのです。一説には、世界で使われている量の半分近くになるともいわれています。

この抗がん剤について考えてみます。

まず効能からいいますと、抗がん剤にはがん細胞のDNAを切断させる力があります。活性酸素、フリーラジカルを発生させることで、がん細胞の増殖システムを破壊していくのです。要は、**活性酸素という「毒の力」を利用してがん細胞を殺すということです。**しかし、「毒」を使うわけですから、当然ながら大きな代償があります。

①その「毒」は、がん細胞のみならず正常細胞を痛めつけ、違う病気を引き起こし

たり、新たながんを作ったりする

②栄養分を吸収する小腸の微絨毛《びじゅうもう》を破壊し、全身の免疫の70パーセントを担う小腸免疫をも破壊する

抗がん剤の使用は、このような大変なリスクを背負っていながら、どんなに多く見ても体に巣食っているがん細胞の半分も殺せません。おまけにその攻撃に耐え、生き残ったがん細胞たちは以前より強くなって大繁殖するのです。

抗がん剤は、もともと第一次世界大戦で使われた化学兵器の毒ガス（ナイトロジェンマスタード）をヒントに作られたものです。出発からして正真証明の「毒」なのです。

怖い話をもう少し続けます。1988年にアメリカ国立がん研究所（NCI）が、「がんの病因学」を発表しましたが、その中に見逃せないことが記されています。

「15万人の抗がん剤治療を受けている患者を調べたら、肺がん、乳がん、卵巣がんの人に膀胱《ぼうこう》がんが増えた。白血病で抗がん剤治療をすると、新たな肺がんが増えた。卵巣がんを治療すると大腸がんが増えた」とあるのです。なんと抗がん剤は、がんを何

倍にも増やす「増がん剤」だ、と断定しているのです。

ＮＣＩ所長のデヴィタ博士は医者や学者たちとの講聴会で、その理由を「抗がん剤に対する耐性の因子（ＡＤＧ）ができてしまうことによる」と話しています。先ほど述べた「がん細胞が強くなっての大繁殖」です。この発表は衝撃的で、世界じゅうを駆けめぐりましたが、不思議なことになぜか日本では報道されませんでした。

◆──がんは小さくなっても、早死にする

実験の結果でも、恐ろしい事実が報告されています。１９８４年から85年にかけて、ニューヨーク大学やシカゴ大学などアメリカ東部にある20の大学や医療機関が参加し、抗がん剤の効能に関する大がかりな共同研究がなされました。調査研究の対象は、症状が最も重いⅣ期の肺がん患者７４３名です。これらの末期肺がん患者を４つのグループに分けて、抗がん剤を投与したのです。

①３種類の抗がん剤を同時投与
②２種類の抗がん剤を同時投与
③１種類の抗がん剤Ｆを投与

④1種類の抗がん剤Gを投与

この4つのグループの中で、最もがんが縮小したのはどのグループでしょうか。もうおわかりですね、それは3種類投与の①群です。1種類投与の③と④群のがんはほとんど小さくならなかったのです。ここまではいいでしょう。しかし、問題はここからです。

①〜④群の中でその後患者が最も早く亡くなってしまったのは、なんとがんが小さくなった3種類投与の①群だったのです。しかも、がんが小さくならなかった③、④群は①群に比較して7〜10倍も長く生きていたといいます。**抗がん剤投与が多くなればなるほど、がんは小さくなるが、また死ぬのも早くなるという驚くべき報告です。**

その理由としては、以下のようなことが指摘されています。

1．抗がん剤の副作用が強くて、肉体が耐えられなかった

2．肺のがんは縮小したように見えたが、実際は逃げ出し、生き延びたがんはかえって強くなり、後で急速に繁殖した

この場合の副作用、余病で多いのは、腎《じん》不全や肺炎、多臓器不全、新たながん、再

生不良性貧血などです。

環境問題を専門とするジャーナリストで評論家の船瀬俊介氏は、この報告を「東海岸リポート」と名づけています。

この研究報告は約30年も前のものですので、相当に古いです。現在は医療も進歩し、抗がん剤も分子標的薬（がん細胞だけが持つ分子に、的を絞って攻撃する薬）など新薬が次々と開発されていますが、イレッサ訴訟（肺がん治療薬、イレッサを服用したことによる副作用で死亡した患者の遺族が、国と輸入販売会社に対して損害賠償を求めている）のような、新たな副作用の問題も生まれています。そのようなことも含め、抗がん剤の持っている本質は変わらないものだと思います。

私のクリニックにも、がんの患者さんが多く見えますが、こうした理由から私は抗がん剤を使いません。腸の機能を破壊する抗がん剤は、病気は「腸から治す」という私の治療法に反するからです。私のがん医療の特徴は、体の免疫力を高めることです。食物の改善、腸管免疫の活性化、ライフスタイルの改善、意識の改善、細胞の抗酸化などでがんと闘っているのです。

◆──薬を使い続けるリスク

抗がん剤だけでなく、西洋薬のリスクについても言及しておきます。先ほど「病名診断、即投薬」の話をしました。これは、現在の診療ではほとんど常識です。

たとえば、

「高血圧ですね。降圧剤でコントロールしましょう」

「コレステロール値が高いですね。薬は勝手にやめると危ないので、やめないで続けて飲んでください」

「糖尿病が悪化しています。まず薬で様子をみましょうか」

「胃潰瘍《いかいよう》です。抗潰瘍剤を出しましょう」

「風邪です。抗生剤を飲んでください」

などなど。

しかし、この薬漬けによる治療は、実は恐ろしいことだと私は思っています。なぜなら、それが人間が本来持っている、治ろうとする自然治癒力や免疫力を奪ってしまうことになるからです。

もう一つの理由は、薬自体の存在です。西洋薬は化学構造でできたものばかりで、ミネラルやファイトケミカルなどはまったく入っていません。無機的なのです。ですから、人体には「異物」となり、ホメオスタシス（生体恒常性）を大きく失わせると考えているからです。

異物というのは、「生まれたときに体に存在しなかったもの」です。動物と植物と鉱物は三位一体で、動物は植物を食べ、植物は鉱物を食べて、その関係は成り立っています。一気に、動物は鉱物を食べられません。薬の化学薬剤は、ほぼ鉱物と同じものなのです。

たとえば、異物である、その胃潰瘍の薬を服用し続けると、何年か後にがんになったり糖尿病になったりします。抗生物質を服用し続けると、カビ（真菌）が生えたり、免疫力が弱くなったり、さらにはがんが生じることもあります。

なぜなら、胃腸が腐敗するからです。胃潰瘍の薬を長期間飲み続けると、胃のｐＨ（ペーハー）は7近くまで上がり、胃酸が弱まり消化不良を起こします。元来、胃は空腹のときのｐＨは5くらいで、食べ物が入ってくると1・5くらいまで下がります。そのときに、酵素のペプシンが出て胃酸といっしょになって消化するのですが、その胃内が消化不良で腐敗すると、悪玉菌のピロリ菌が繁殖します。糖尿病は、これに食の因子が絡んで発症します。

抗生物質は腸内細菌の善玉菌を死滅させ、腸内は腐敗菌だらけになってしまいます。腸の腐敗は、あらゆる病気を起こす原因です。

副腎皮質ホルモン剤（ステロイド剤）を服用し続けると、感染症にかかりやすくなったり、白内障になったり、骨粗鬆症《こつそしょうしょう》になったり、揚げ句の果ては突然死まであります。このように薬を飲み続けると、いまある問題とは別の、新たな問題が起こりやすくなるのです。これは、ぜひ知っておいてほしいことです。

悲惨極まりない例ですが、過去にも全身神経障害・失明というスモン病や両手上腕欠損児出産というサリドマイド禍、ダウン症、アルツハイマー症などの事故が、薬で起きています。

アメリカでは、「医療ミスによる死亡」が毎年死亡原因の上位を占めています。その医療ミスの中でも、「薬による副作用」が最も多いというのは驚きでもあります。日本人の死亡原因に「医療ミス」というのはランクインしていませんが、日本には「医療ミスでの死亡」というものは存在しないのでしょうか。そんなはずはありません。死因の解釈に対し、日本人が温和すぎるのでしょう。

前項で紹介した抗がん剤なども、死因に関して多くの問題を孕《はら》んでいるのだと思っています。繰り返しますが、薬というものは、このように怖いものだということを、もっと知っておく必要があると思っています。

薬はむやみに飲んではいけない。

慢性病は腸内腐敗から起こる

◆毒に冒された腸は、体じゅうの機能を破壊する

急性病と慢性病は、原因や病気が成り立つまでの過程が違うということをお話ししました。では、慢性病はどうして起こるのでしょうか。

人間を樹木に例えてみると、そのシステムがよくわかります。樹木のそれぞれの役割を見てみましょう。葉っぱは光合成でガス交換を行っているので、人間では肺にあたります。幹はボディ、人間でいえば骨、筋肉、それに皮膚ですね。では樹木の根といえば、すぐに思い当たりますね。それは腸です。

根は地中深く張り巡らされ、そこにある栄養吸収細胞が土壌から栄養や水分を吸収し、樹木全体に送り届けています。人間の栄養吸収細胞はどこかというと、小腸の空《くう》腸《ちょう》、回腸《かいちょう》にある腸絨毛《ちょうじゅうもう》です。腸絨毛《ちょうじゅうもう》は腸に３００万本存在し、１本の腸絨毛《ちょうじゅうもう》には５０００個もの栄養吸収細胞があります。**小腸全体でいうと１５００億個の栄養吸収細胞があることになります。その膨大な数の細胞で、腸の中の栄養分を吸収していくの**

です。ちなみに、樹液は血液やリンパ液にあたります。

さて土壌が腐ると、そこにある樹木はどうなるでしょう。早晩、枯れることは間違いありません。人間も土壌である腸の中が腐敗すれば、樹木が枯れていくのと同じように体全体に大きなダメージを受けてしまいます。それが、病気につながっていくのです。

先の抗がん剤は、この腸絨毛にある栄養吸収細胞を破壊していくわけです。そうなった場合、私たち人間は体に必要な栄養分をどうやって吸収していけばいいのでしょうか。その一点だけでも、私が抗がん剤を使わない大きな理由になっています。

イギリス国王のお抱え外科医だったアーバスノット・レイン博士は、長い歳月を費やして腸のさまざまな障害について研究した人です。彼は腸の手術を受けて回復期にある患者たちの中に、手術とは一見無関係な持病が驚くほどよくなっていっている人たちがいることに気づきました。関節炎を患い、車椅子生活だった少年が腸の手術を受けた半年後に完全に自分の足で歩けるようになっていたこと、甲状腺腫《こうじょうせんしゅ》ができていた女性は、腸の一部が取り除かれると、やはり半年でその腫れが引いてしまっていたということなどです。こうした例を何度も経験したレイン博士は、毒に冒された腸と、ほかの器官の機能の間に深いつながりがあることを知ったのです。そのレイン博士は、こう述べています。

「すべての病気の原因は、ミネラルやビタミンなど特定の食物成分や繊維の不足、または自然の防御菌（善玉菌）の叢《そう》（フローラ）など、体の正常な活動に必要な防御物の不足から発生している。そうした事態になると、悪玉菌が大腸に侵入し繁殖する。それによって生じた毒は血液を汚染し、体のあらゆる組織・腺・器官を徐々に蝕《むしば》み破壊していく」

またアメリカで、腸の汚れを治す若返り健康法を説いているバーナード・ジェンセン医学博士は、レイン博士が臨床経験から発見したこれらのことを次のように述べています。

「腸が体内の器官と連携して機能していることの証明なのです。腸が機能不全に陥れば、体のほかの器官にも伝染します。これが、腸から始まるドミノ現象です」

この2人の先達の言葉は、いずれも「腸（小腸と大腸）の腐敗が病気の出発点であることを結論づけています。

これは私の経験からもいえます。子どもの頃、小児喘息《しょうにぜんそく》を患っていました。苦しんでいる私のために祖母は、毎日の食事に大量のキャベツのせん切りを出してくれるようになりました。ラジオ番組で「喘息にはキャベツがいい」と聞いたからでした。ソースをかけたキャベツがおいしく、私は朝な夕な大量のキャベツを食べまくりました。

そのおかげだと思います。私の喘息は、ピタリと鳴りを潜めたのです。ところが高校に通い出して、喘息が再発しました。当時の私の食生活は、マーガリンをつけたトーストだったり、インスタントラーメンやチョコレートや甘いものが中心でした。これら3つのどれかを食べたときには、必ず発作が出たのです。

私は「喘息は食事が悪いときに出る、食事をよくすると喘息は治る」という事実を自分の経験から学びました。この少年時代の体験は、現在の私の「酵素医療」の大きな支えになっています。

腸は、さまざまな器官と連携している。

第1章

酵素が寿命と健康を決める

腸を守る酵素！

◆──寿命の長さは酵素次第

私の治療法は、「原因療法・根本療法」といわれる「ナチュロパチー的治療法」です。その私の医療を支えているのが「酵素栄養学」です。

酵素研究は、緒《しょ》に就いたばかりでまだまだ未知なる部分が多く、発展途上の研究分野ですが、健康や病気に関する大変重要な役割がわかってきています。本章では、酵素の秘密と秘めた力、そして、この酵素の力を活かす生活術を紹介します。

酵素という存在が一般的に知られるようになったのは、最近のことです。日本では21世紀に入ってからで、まだ10年も経っていません。発祥の地、アメリカにしても30年も経っていないのです。

本当の意味での正しい「酵素栄養学」をはじめて世に出したのは、アメリカのエドワード・ハウエル博士（１８９６～１９８６年）でした。博士は、１９８５年に50年にもわたる酵素研究の集大成として『Enzyme Nutrition（酵素栄養学）』という書籍を発表しました。博士の研究は実に画期的で、「病気がなぜ出現するのか」という根源的な問いさえも解明したのです。その答えは、**酵素の不足から病気は導かれ、難病は酵素の極端な不足が原因である、**というものでした。

さらに、寿命を決定する要因にも言及しました。それまでの「寿命」というものはその人の「運命」と考えられていたのです。博士はこう言っています。「寿命も酵素の内在量に左右される」と。つまり**「酵素次第で寿命は長くも短くもなる」**ということで、これは衝撃的でした。

◆──酵素とは、体内で起こる化学反応の触媒

私たちは、生きていくために食物を食べます。そして、その食物に含まれている栄養素を体内に吸収し、エネルギーに転換しています。転換されたエネルギーは、あるときは行動のためのエネルギーになり、あるときは病気を退治するための免疫エネルギーになります。そのために必要なのはエネルギー源ですが、それが三大栄養素といわれるタンパク質、糖質（炭水化物）、脂質です。

これらは自動車でいうとガソリンのような存在です。しかし、車はただガソリンを

入れるだけでは走りません。ガソリンを燃やして生じたエネルギーでエンジンを回すわけです。そのときに必要なのがバッテリーです。

人間も車と同じで、三大栄養素といわれる燃料を体に取り入れただけでは動かないのです。**栄養素という、これらの燃料を適正サイズに分解・消化、吸収し、そして体に必要なものは利用し、不要なものは排泄《はいせつ》しながら活動していくのです。これが代謝です。**

代謝とは、一言でいえば「エネルギーの生産と消費」、難しくいえば「生命の維持のために有機体が行う一連の化学反応」です。**生命エネルギーとは、タンパク質や炭水化物、脂肪によって生じる化学反応ですが、ある物質がほかの物質に変わるという化学反応こそが生命の正体です。**

私たちの体はその化学反応を起こす一大プラントで、健康とは、体という化学工場のシステムが順調に稼働している状態なのです。

これらの化学反応で取り入れられたタンパク質は、骨格や細胞組織、粘膜粘液の原料になり、糖質は、細胞内のミトコンドリアというエネルギー産生工場に直接働きかけます。脂質もエネルギー源ですが、細胞膜などの生体膜の成分になります。

これら一連の化学反応を起こす触媒こそが、酵素（代謝酵素）なのです。触媒とはそれ自身は変化しないまま、周囲の物質の化学反応を早める物質です。

「燃焼という化学反応」を例にとって説明するとわかりやすいでしょう。角砂糖にマッチで火をつけても角砂糖は燃えません。しかし、角砂糖の上に「タバコの灰」を置いて火をつけると角砂糖は炎をあげて燃え上がります。この現象は、タバコの灰が触媒として仲立ちしたから起こるのです。

人間の体は１００兆個の細胞（通常は60兆個と記述されていますが、現在アメリカでは60兆個から１００兆個と修正されています）で構成され、１個あたり毎分１００万回の異なった化学反応を行っています。**体のいたるところで連続して起こっている、その化学反応を仲立ちしているのが酵素です。**

酵素（代謝酵素）は「生命活動を円滑に行う作業員」です。バッテリーがなければガソリンが燃えないように、酵素がなければ、タンパク質も糖質も脂質も変化せず何も起こりません。それでは、私たちは生きることができないのです。その重要性から、酵素栄養学の祖であるハウエル博士は、酵素のことを「生命の光」と呼んでいます。

◆役割と特徴がそれぞれある2種類の酵素

酵素は、9番目の栄養素といわれます。タンパク質、炭水化物、脂肪が三大栄養素で、そのあとにビタミン、ミネラル、食物繊維、水、ファイトケミカルと続きます。酵素はそれらに続く栄養素という位置づけです。ただし、ここでいう「9番目の栄養素」とは食物酵素のことを指しています。

酵素には、大きく分けて2種類、「体内酵素（潜在酵素）」と「体外酵素」があります（潜在酵素は体内酵素の概念で、ハウエル博士の命名です。本書では体内酵素で表記します）。そしてそれらは、また2つずつに分けられます。**体内酵素には「消化酵素」と「代謝酵素」があり、体外酵素としては「食物酵素」があり、それに加えて「腸内細菌の酵素」もあります**（→図1-1）。腸内細菌の酵素については、最近、私が新たに体外酵素につけ加えたもので、本章の最後で紹介します。

酵素の内在量が寿命を左右する。

▶図1-1 酵素の種類

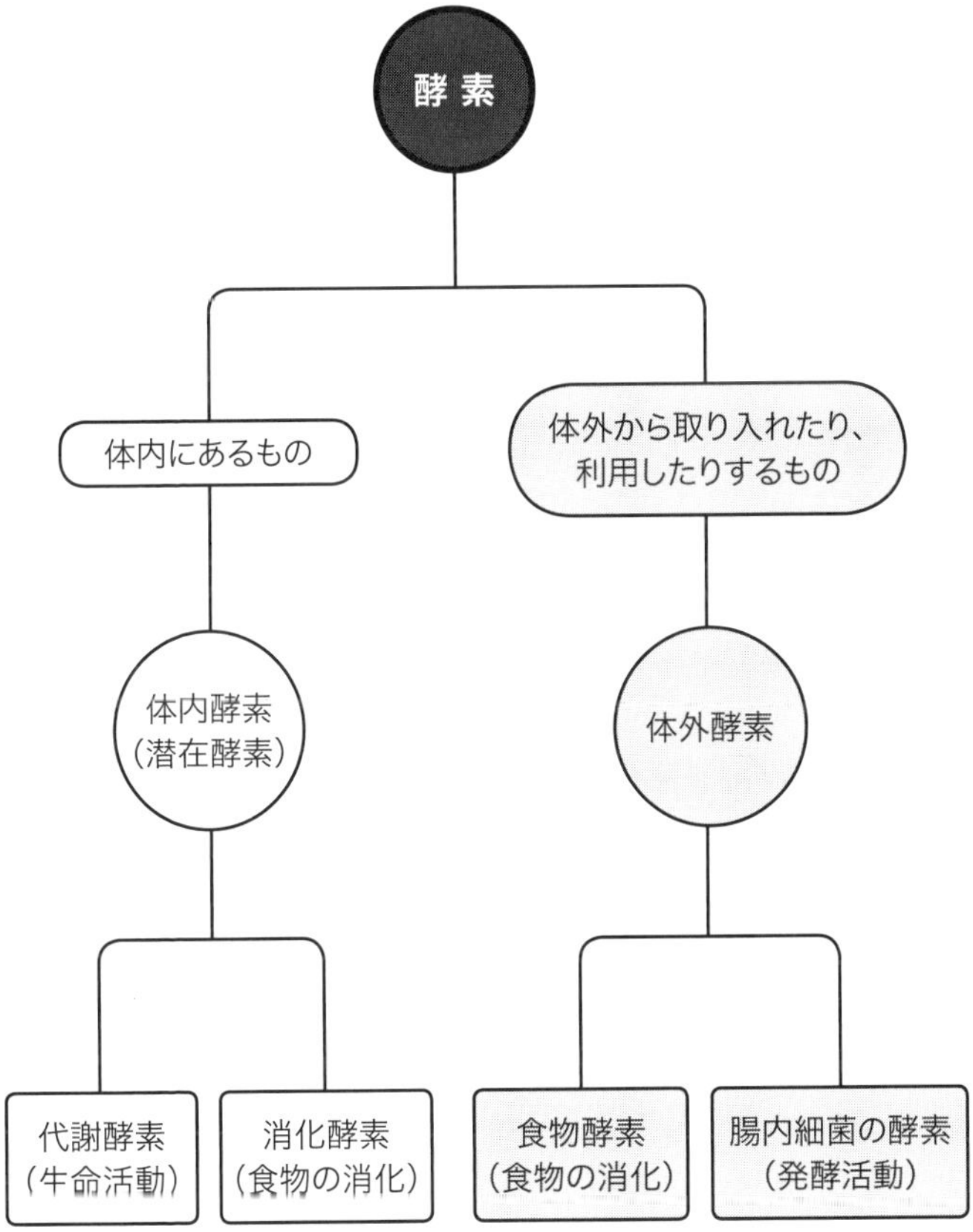
酵素
体内にあるもの
体外から取り入れたり、利用したりするもの
体内酵素（潜在酵素）
体外酵素
代謝酵素（生命活動）
消化酵素（食物の消化）
食物酵素（食物の消化）
腸内細菌の酵素（発酵活動）

命の源、体内酵素〈消化酵素と代謝酵素〉

◆——生産量が決まっている体内酵素

まずは体内酵素の消化酵素と代謝酵素です。現在わかっている体内酵素は、２万種類以上あります。そのうち、消化酵素は24種類です。それ以外は、すべて代謝酵素です。酵素が作られている場所はそれぞれの細胞の中で、細胞核にあるＤＮＡが、どの酵素を作るかという青写真を作成し、遺伝子が作っています。

私たちは三大栄養素を体内に摂り入れてエネルギーに変えますが、その**消化・吸収の過程で大きな役割を果たしているのが消化酵素**です。そして、**消化・吸収された栄養素を血や肉、筋肉に変えて、体をスムーズに活動させる働きをしているのが代謝酵素**です。

この消化酵素と代謝酵素は、不思議な相関関係にあります。酵素は一生で生産される量が決まっています（このことはとても重要ですので、覚えておいてください）。

さらに、**酵素は一生分の生産量だけでなく毎日生産される量も決まっているのです。**

おもしろいのは、「毎日作られている」という一定の量を、体は消化作業と代謝作業に振り分けていることです。どちらも人間の生命活動になくてはならない大事なものですが、重要なのは2つの酵素が使われるバランスです。一方が多くなれば、当然もう一方は少なくなります。そして、ここでのポイントは、消化酵素の占める割合が小さいほうが健康にはいいということです（→43ページ、図1-2）。

消化酵素に1日でできる酵素の大半をとられてしまうと、代謝酵素の仕事が停滞してしまうからです。

消化酵素を浪費すると、なぜ代謝酵素に影響が出るのでしょうか。

私たちの生活に即して説明してみましょう。酵素は1日で生産される量は決まっていると書きました。その量を生活費とします。

生活費には、家賃や食費、水道代、ガス・電気などの光熱費があります。電話代もあれば、子どものいる家庭では教育費もあります。医療費や衣服費、交通費もある程度はかかります。これらのこまごました経費をやりくりして家庭は成り立っているのです。ときには、旅行などの娯楽も必要ですので、そのための貯蓄もあるでしょう。

これらの経費は、代謝酵素の働きに似ています。ところが、その生活費の中からパチンコや飲酒などの遊興費で散在したらどうでしょう。無計画な出費で、とたんに家計が圧迫されてしまいます。少したとえが乱暴かもしれませんが、消化酵素の浪費というのは、家庭における、こうした散財とよく似ています。

生活の中であまり必要のないものにどんどんお金を使ってしまうと、図の下側のように、家庭を運営する大事なお金が不足してしまい、家は荒れ果ててしまいます。この家庭を運営するお金が代謝や解毒、免疫とすべての健康活動を維持している代謝酵素です。

これはあくまで例えで、適宜な消化酵素の働きはとても重要です。過剰に使われたときのリスクを、こう表現してみました。

◆──エネルギーを生産し、活性酸素を消してくれる代謝酵素

代謝酵素の役割を、もう一度検証してみましょう。

私たちの体内では1日1～2兆個の細胞が生まれ、また同じくらいの数の細胞が死んでいます。これらの営みすべてに関わり、大きな力を発揮しているのが、代謝酵素です。代謝酵素は各細胞、各組織に存在していて、それぞれ異なった働きをしていま

▶図1-2 **消化酵素と代謝酵素のバランス**

健 康 な 人

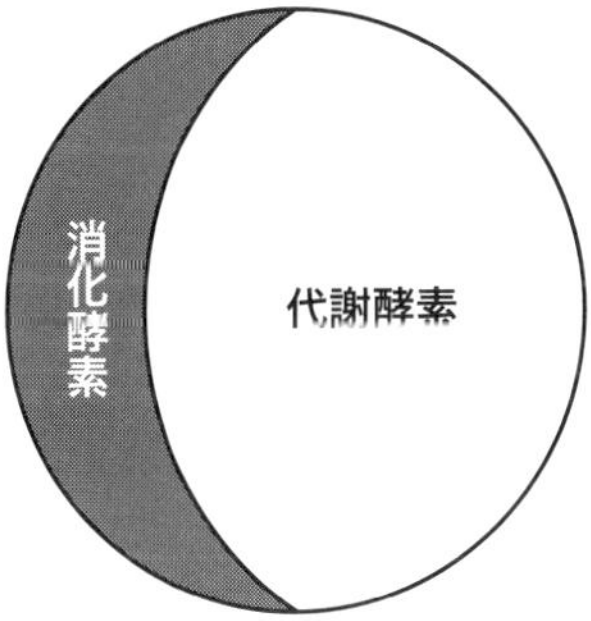

酵素たっぷりの食生活を送っていると、消化が順調に行われ、代謝酵素を温存して体のために有効に使うことができる。

不 健 康 な 人

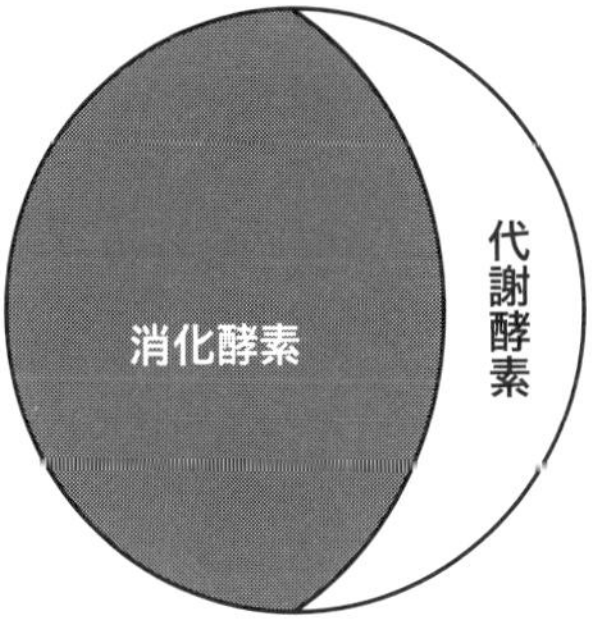

酵素の少ない食生活を送っていると、消化のために消化酵素が多量に消費されてしまうので、その分代謝酵素が少なくなり、体に負担がかかる。

す。動脈内には98種類の代謝酵素があり、脳、心臓、肝臓、腎臓、肺などのあらゆる臓器には数千もの代謝酵素が存在しています。これはあくまで種類であって、その数は無限といってもよく、計測は不能です。それらの酵素が継続的に100万種類以上の異なった化学反応を行い、決められた役割を分担しているのです。

代謝酵素の働きのごく一部ですが、いくつか紹介します。

それぞれの細胞でエネルギーがつくられますが、この生産過程で何十という酵素が活躍しています。それらのたった一つが欠けても、重大な機能障害が生じてしまいます。

人間の健康を脅かす活性酸素のリスクについては第4章（→175ページ）で詳しく述べますが、この活性酸素を除去しているのが酵素です。体内に侵入するいろいろな毒物・有害物質を解毒・排除しているのも肝臓にいる酵素です。

血圧の調整、思考すること、筋肉を動かすこと、動脈硬化を防ぐこと、白血球のマクロファージが異物を退治するときに使うのも酵素です。血液の浄化も、胃酸をつくるのも、損傷したDNAを修復するのもすべて代謝酵素の働きです。

これらはその働きのごく一部で、書き出せばキリがありません。**代謝酵素の働きは、生命活動そのもの**と言っても過言ではないのです。

人間が健康に生きられるかどうかは、これら代謝酵素群の働きにかかっています。そのためには酵素の備蓄（潜在酵素）を消耗させてはいけないのです。**代謝酵素がきちんと働ける条件さえ整えてあげれば、私たちは病気とは無縁の生活が約束されます。逆に不足すると、すべての病気の原因の〝大本〟になるのです。**

ここまで縷々《るる》述べてきましたが、体内酵素の特徴をまとめて紹介しておきます。

体内酵素がつくられる場所は、それぞれの細胞の中です。細胞核にあるＤＮＡが、どの酵素をつくるかという青写真を作成し、遺伝子がつくります。消化酵素も消化器の細胞内でつくられています。

その成分ですが、酵素は、以前はタンパク質といわれていました。しかし、本質はタンパク質ではありません。たしかにタンパク質に囲まれていますが、それはあくまで外殻であり、酵素はタンパク質の殻の中で独自の働きをしているのです。

酵素には活性の中心となる「穴」があり、そこにほかの物質を捉え、分解や合成などの化学反応を素早く起こします。まさに「タンパク質という殻に包まれた触媒的な働きをする生命体」なのです。大きさはその種類によっても変わりますが、５～20ナノメートルというサイズです。ナノメートルは1ミリの100万分の1という極小サイズですから、目に見えないミクロの物質です。一つの酵素が1分間に合成（あるいは分解）する分子の平均数は、3600万個。なかには、化学反応数が1分で4億回にのぼる酵素もあります。

代謝酵素は、体温36度くらいから46〜47度くらいまでが活性が最も高まります。**病気のときに40度近くまで熱が出るのは、体内の温度を上げ、酵素の働きを高めるためです。**逆に低い温度では活性が低くなります。入浴時にシャワーなどですませず、湯船にゆっくりと浸かって体を温めることの大事さがここにあります。

酵素が触媒として働けるのは、通常1種類だけです。たとえば、デンプン（炭水化物）は消化酵素のアミラーゼの基質です。基質とは、酵素によって化学反応を触媒される物質のことをいいます。アミラーゼはデンプンという基質は分解できますが、タンパク質や脂肪は分解できません。タンパク質や脂肪には、それぞれ、プロテアーゼやリパーゼといった専門の分解酵素があります。これも酵素の大きな特徴です。一つの仕事にのみ携わる、頑固な職人のような面があるのです。

◆—酵素を大事に使えば、１５０年は生きられる

酵素にも、当然寿命があり、短いもので数時間、長くても数十日で消滅すると考えられています。あるものは排泄され、あるものはアミノ酸に分解されてから、再び吸収され、新しい酵素やタンパク質をつくる材料になります。その一部を入れ替えながら、絶えず新しい酵素をつくり続けているのです。

しかし、そんな酵素の製造能力にも限界があります。人間の生涯につくられる体内酵素の総量は決まっていると書きましたが、**20歳をピークに年齢を重ねることに減っていき、40歳を超えると急激に減少していきます。**生まれたばかりの赤ちゃんは、高齢者の数百倍の酵素が存在しているといわれています。

若い頃は多少無理をしても、一晩ぐっすり眠れば体力は回復していたのに、中年以降は睡眠を十分にとっても疲れがなかなかとれないという人は多いのではないでしょうか。それは、このことと関係があるのです。体内酵素の活性は、自動車のバッテリーや銀行預金、最近では携帯電話の充電能力にも例えられます。買ったばかりの携帯電話は1回の充電で長く話せていたのに、時間が経つにつれ、徐々に充電能力が落ちていきます。体内酵素の存在量は、これによく似ています。

トータルでは一生一定量ですが、個人差もあります。生まれた瞬間から大量の酵素生産能力を持っている人もいれば、少ない人もいます。たとえば肝臓にシトクロムP450という解毒専門の酵素群がありますが、この酵素の保有量には個人差があり、大量に保持して生まれた人は非常に健康的な生活を送れます。周りの人から「どうして、あの人は……」と不思議がられるようなタフさを持っていて、病気になりにくい人は概してそうです。

なぜそうなるのかは、酵素が作られる場所であるDNAと深い関係があるからですが、その分かれ目は、母親が妊娠中に生野菜や果物などの酵素食をいっぱい摂っていたかどうかに起因すると考えられています。酵素食をふんだんに食べていた母親から生まれた子どもはだいたいにおいて強い子になると、私は思っています。これは、とくに卵巣に酵素が増え、赤ちゃんに酵素が多い体質が遺伝するからだと考えているからです。これから出産を控えている女性は、生まれる我が子のためにも、知っておいてほしい情報です。

生まれつき酵素量が多い、少ないというのは別にしても、**人間には一生に一定量の生産能力量が決まっているので、日々の生活の中で、酵素を無駄に使わないことがと**

ても重要になります。ハウエル博士も「体内酵素を早く使い切るか、温存しながら、いかに大事に使うかによって、長寿と健康は大きく左右される」と著書の『酵素栄養学』で説かれています。

少し、安心材料を書いておきます。私は人間の「酵素貯蔵量」は、１５０歳分くらいは存在すると考えています（ただし、人間が死んだとき、自分の体を分解し、土に返すために酵素は少し残しています。現在は火葬が主ですから、酵素の最後の仕事はなくなっていますが）。あくまで無駄遣いをしなければ、という前提がついているのは言うまでもありません。

体内酵素は命の源。無駄遣いはできない。

体内酵素の浪費が不調をつくる

◆代謝酵素が不足する原因

前項で、消化酵素と代謝酵素のバランスのことを述べました。消化酵素の消耗が代謝酵素の欠乏を招くのですが、その前に消化酵素のことを説明します。

私たちがものを食べると、口から入った食べ物は胃→小腸→大腸へと移動しながら、消化、吸収の作業が進んでいきます。**それぞれの臓器ではいろいろな種類の酵素が働き、栄養素を小さく分解していくという緻密な作業が行われます。**なぜなら、タンパク質ならアミノ酸、炭水化物ならブドウ糖、脂肪なら脂肪酸というところまで分解されなければしっかりと吸収されず、栄養として体に取り込むことができないからです。この作業で働くのが消化酵素です。

どのくらいまで小さくするのでしょうか。タンパク質は、アミノ酸が1000個以上つながったネックレス状になっています。消化とは、このネックレス状をバラバラにする作業です。炭水化物も、ブドウ糖、果糖などの「単糖」に切り離されないとうまく吸収されません。少ないもので数百個、多いと数万個もつながっています。これらは一度に分解できないので、唾液《だえき》、胃液、腸液、膵液《すいえき》と段階を踏んで小さくしていくのです。消化酵素は、そのネックレスのつながりの糸を切るハサミのようなもので、その種類は多種多様です。

脂肪だけは少し毛色が違っていて、中性脂肪の一つであるグリセロールに、イモムシのような3つの脂肪酸（脂質の主成分）が引っかかったような形状をしています。その留め金を外すというのが脂肪の分解です。そして、脂肪酸やグリセロールに一つの脂肪酸がついたモノグリセリドとなり、吸収されていきます。

炭水化物を分解するアミラーゼ、タンパク質を分解するプロテアーゼ、脂肪を分解するリパーゼは、その酵素群の総称ですが、よく知られている消化酵素を紹介しておきましょう。

炭水化物の消化酵素は、唾液のプチアリン（唾液アミラーゼ）、小腸のラクターゼ、マルターゼ、スクラーゼ、膵臓からのアミラーゼなどです。

タンパク質は胃のペプシン、小腸のアミノペプチターゼ、ジペプチターゼ、膵臓からはトリプシン、キモトリプシンが分泌《ぶんぴつ》されます。

脂肪の分解は下層胃から分泌されるリパーゼも行いますが、膵臓からのリパーゼが中心です（↓図1-3）。このように、消化とはそれぞれの栄養素に合わせて、消化酵素が胃酸や補酵素、胆汁などと共同作業で行っているのです。

私たちが食物を食べるたびに、唾液や胃液、腸液や膵液に混じって分泌される、これらの消化酵素は相当な量になりますが、現在は、昔よりこの消化酵素を消費する度合いが増しています。その原因は、食品の変化にあります。

いま私たちの周りには、インスタントやレトルトなどの加工食品、白砂糖の入った食品、白砂糖以外の高GI食品（GIはグリセミック・インデックスの略。血糖値の指標）、添加物だらけの食品、高タンパク食品、残留農薬の付着した食品、トランス脂肪酸など体に悪い油が使われた食品、加熱処理された無酵素食品などが数限りなくあります。これらは**人類が誕生してから命を育んできた穀類や果実、海藻などの「自然の食のシステム」ではありえなかったもので、このような人工的につくられた物質を分解・消化しようとすると、さらに膨大な量の消化酵素を消費することになります。**

そして、消化酵素を浪費させる、もう一つの大きな要因が食べ過ぎです。過食という悪癖が、消化不良を起こすのです。その**消化不良で起こるのが、大腸内での「腐敗」**

▶図1-3　**消化酵素の種類**

器官	酵素	役割
唾液腺	唾液アミラーゼ（α-アミラーゼ）	炭水化物の分解を大ざっぱに行う
下層胃	リパーゼ	脂肪を分解できるやわらかさにする
	ペプシン	タンパク質を大まかに分解
	レンニン（凝乳酵素）	乳製品の消化を大まかに行う
小腸	アミノペプチターゼ	タンパク質をジペプチド（多くのアミノ酸がペプチド結合した化合物）にする
	ジペプチターゼ	タンパク質をポリペプチド（加水分解して2個のアミノ酸分子を出すペプチド）にする
	ラクターゼ	乳糖（ラクトース）をブドウ糖とガラクトースにする
	ホスファターゼ	脂肪のリン酸塩をやわらかくする
	マルターゼ	麦芽糖（マルトース）をブドウ糖にする
	スクラーゼ	シコ糖（スクロール）をブドウ糖と果糖にする
膵臓	アミラーゼ	デンプンをブドウ糖にする
	キモトリプシン	ポリペプチドを分解し、アミノ酸にする
	リパーゼ	トリグリセリド（中性脂肪）を脂肪酸に分解する
	トリプシン	ポリペプチドを分解し、アミノ酸にする

「異常発酵」「酸敗《さんぱい》（脂肪の酸化）」などの現象です。それで生まれる「窒素残留物」が、大きな弊害を引き起こすのです。これについては、次章で詳しく説明します。

◆──現代人の食生活は膵液を抜かれた犬と同じ

体内酵素の浪費が、私たちの健康をどのくらい損ねるのかを如実に物語る実験があります。ワシントン大学の外科グループが行ったものですが、数匹の犬の体に管をつけ、膵液を体外に流出させるという実験です。

この膵液を抜かれた犬たちは、普段どおりのエサを与えられていたにもかかわらず、すべて1週間以内に死んでいます。同様の実験を、ネズミでも行っていますが、やはり7日を超えて生き残ったネズミはいませんでした。

膵液というのは、膵臓でつくられ、小腸の十二指腸に分泌される消化液で、三大栄養素のすべてを分解する多様な消化酵素を含む、哺乳類《ほにゅうるい》の消化・吸収では中心的な役割を果たしている存在です。そのため、膵液を抜かれた犬たちは、体内で消化・吸収という作業ができなくなっていったのです。ちなみに、膵液と同様に、十二指腸に分泌される胆汁は、どんなに汲《く》み出しても、生命に危険がないことが動物実験でわかっています。その違いは、酵素の存在です。胆汁には酵素が含まれていないからです。

この実験は、現在の私たちの食生活への恐ろしい警鐘になっています。私たちの食生活は、この膵液を抜かれた犬たちと似通っているからです。実験で使われた膵液を抜く管の役割は、前項で紹介した「自然の食のシステムではありえない」食品たちが果たしています。

多くの消化酵素を分泌している膵臓などは、消化酵素が不足する状態が起これば体じゅうの組織や細胞から備蓄の酵素を動員して、そのときに必要な消化酵素に変換し、懸命に分泌しようとします。これが、酵素の特徴の一つ、「適応分泌の法則」ですが、悪しき食生活では、**代謝酵素となってそれぞれの役割を果たさなければいけない体じゅうの酵素が消化酵素にどんどん動員され、浪費されていってしまうのです。**

◆――「食べてすぐ寝る」習慣は酵素を減らす

消化酵素を浪費する原因は、食べ過ぎや悪しき食品の摂取以外に、生活や食に関わる習慣にもあります。食べてすぐ寝ることも、その一つです。忙しい現代人にありがちなことですが、疲れて遅く帰ってきて食事を済ませて、すぐに寝るというような余裕のない生活です。

1830年代にアメリカで起こった、「ナチュラルハイジーン」という自然主義運動があります。生の果物、野菜を中心とする自然食で、人間の自然治癒力の正常化と維持をめざすという健康哲学です。私もその理論を支持する一人ですが、その中に、1日24時間には大きく3つに分かれた生理リズムが存在するとあります（↓図1-4）。

午前4時から正午までは「排泄の時間帯」、正午から午後8時までは「栄養補給と消化の時間帯」、午後8時から午前4時までは「吸収と代謝の時間帯」というものです。この生理リズムでは、夜遅い時間帯は、吸収した栄養素を代謝する時間で、食物を摂取する時間ではないのです。この時間帯に食物を摂ると酵素の消費が激しくなり、そのため代謝活動に酵素が回らなくなります。健康に反している行為です。

「食べてすぐ寝ると牛になる」と、昔からよく言われています。これは行儀が悪いということを戒めている言い伝えですが、このことわざは医学的にも正しいのです。私は、このことわざをもじって友人たちによくこう言って注意を促しています。「食べてすぐ寝ると病気の豚になる」と。

人間は夜眠りにつくと、消化酵素も休息に入ります。ところが食べてすぐ寝ると、休

▶図1-4　**体の生理リズム**

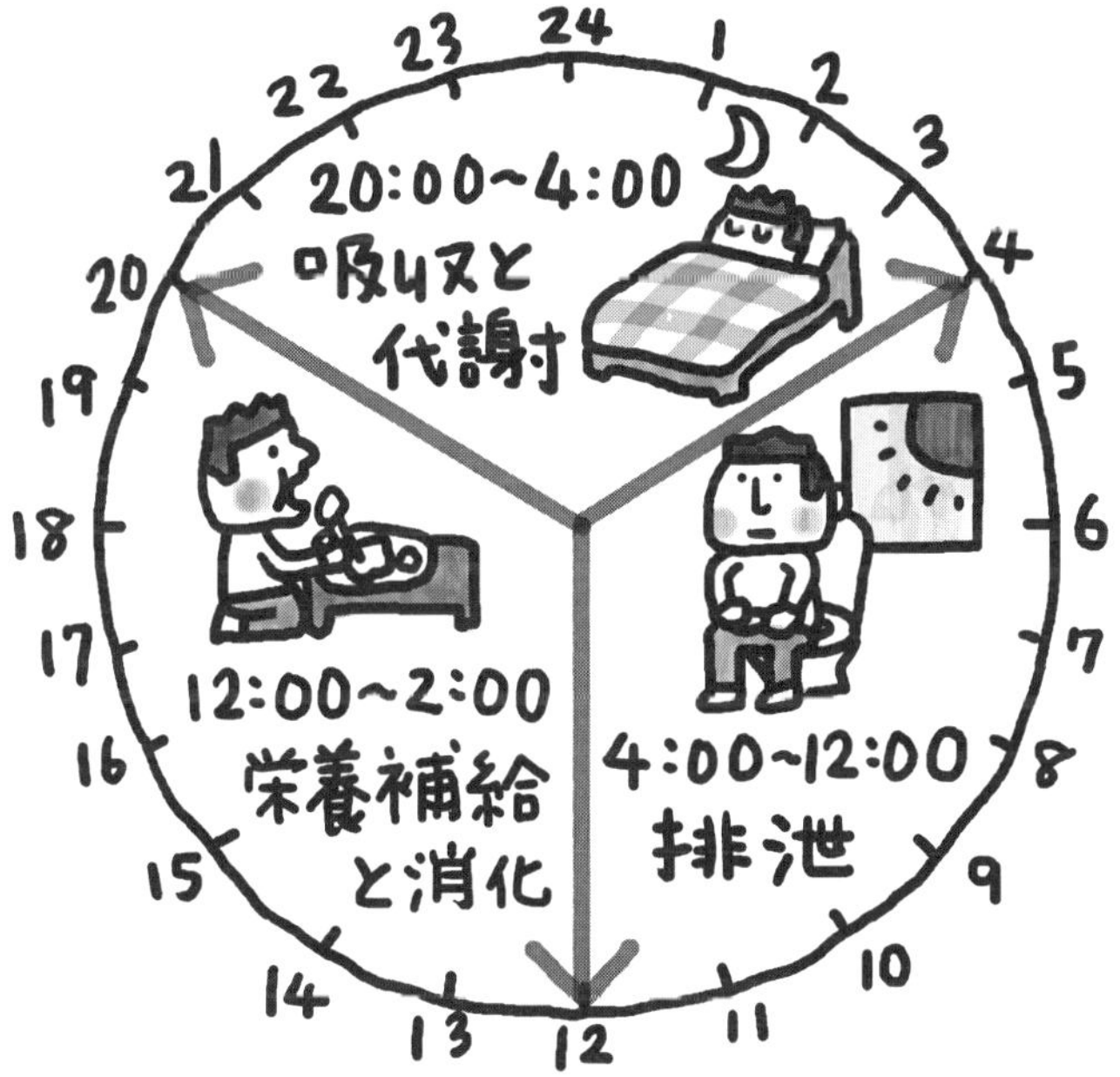

排泄の時間は４～12時、栄養補給と消化の時間は12～20時、吸収と代謝の時間は20～４時。人の体は、このサイクルで１日のリズムを作っている。

息していいはずの消化酵素は働かなくてはいけません。そのときの消化酵素の働きはとても弱く、食物をきちんと消化もできず栄養素も分解できないのです。酵素も無駄に消費しますし、消化器官も酷使されます。こうして、諸悪の根源である消化不良を起こすのです。

◆――「種」を食べてはいけない

もう一つ、体内の酵素を減らすものに「種」があります。種は、植物にとって子孫を残す大事なものですから、1年じゅう芽を出しているようではその種は滅んでしまいます。そのため、ある一定の条件でないと芽を出させないような物質を内在して、種の命を守っているのです。それが**玄米や大豆、小豆にあるアブシジン酸やトリプシンインヒビターなどの酵素阻害物質です。**

これらの物質は、ある季節がやってきて、ある湿度と温度になったときに、はじめてその防御の機能が失われ、発芽します。しかし、その条件下にない間は、種は永遠の命を保持しようとします。そのため、生の種を食べると、体内でこの酵素阻害物質が消化されないように働き、その結果、膨大な消化酵素を消費させてしまうのです。

すいか、ぶどう、柿、みかんの種などは、決して生のまま食べてはいけません。ただし、いちごやきゅうり、トマト、なす、おくら、キウイフルーツなどの小さな種は酵素阻害までいきませんので、大丈夫です。

玄米や大豆、小豆、ピーナッツ、アーモンドなどを食べるときにはどうすればいいのでしょうか。ここで、酵素阻害物質の解除のやり方を書いておきます。まずは12時間以上の浸水です。これで発芽状態にします。次が焙煎(ロースト)、フライパンでの乾煎りです。そして発酵。納豆は、大豆を発酵させるという手段で作った素晴らしい健康食品です。

ひえ、あわなどの雑穀にも酵素阻害物質は含まれていますが、これらは比較的少ないので、気にする必要はありません。

酵素阻害物質として、もう一つ大きなものがあります。それは、風邪薬や胃腸薬などの薬です。序章でも書きましたが、これらは人間にとって異物です。ピュアな化学構造でできている化学薬剤は、私たち人間が経験したことのない物質で、少なからず酵素阻害物質の性質を持っています。これらは酵素が働く基質と似ているため、酵素とくっつき、酵素本来の働きを阻害してしまうのです。このような薬を長期間飲み続けていると、病気で増大している腸の悪玉菌やウイルスがさらに繁殖し、ほかの病気まで引き起こしてしまいます。

緊急の場合にはやむを得ないとしても、薬というものはあくまで症状を緩和させるだけで、病気そのものを治してくれるものではないということは知っておくべきです。病気はあくまで、自らの免疫力で治すのが自然です。風邪のとき、体は侵入してきたウイルスと免疫細胞や酵素が戦いやすくするための条件として熱を出してくれているわけですから、その熱を逆に下げてしまうというのは、本来はおかしなことなのです。

私たちの周りには、酵素阻害物質が溢れています。食品や食品添加物に含まれている重金属の鉛や水銀などもそうです。第3章で述べる毒素排出、デトックスの大事さがここでもよくわかります。

口から入る食べ物を見直す。

消化酵素の浪費を防ぐ方法

◆—断食で体内酵素を温存したペンギン

子どもの頃、病気をすると「体力をつけるために栄養のあるものを食べなさい」と言われた人は多いのではないでしょうか。その優しさに満ちた言葉に、親の愛情が溢れていますが、これは逆効果です。病気のときに栄養を摂ってはいけないことは動物を見れば、よくわかります。

動物は、自らの体調が悪いときには何も食べずにじっとしています。**断食をすることで、消化酵素の消費を抑え体内酵素を温存しているのです。**そうすることで、ケガや病気を治す代謝酵素が活発に働くということを本能的に知っているのです。

消化という作業は、人間の生命活動の中でいちばんエネルギーを使います。ナチュラルハイジーンのことは前に触れましたが、この健康理論を日本に紹介した松田麻美子さんは、消化にかかるエネルギーをこう表現しています。

「1日3食を消化するエネルギーは、フルマラソンを走るエネルギーに匹敵する」

消化にエネルギーを使わないということと長寿の関係性について、ユニークなエピソードがあります。このエピソードが教えてくれる教訓は、私たちの日々の生活にも役立ちます。

長崎のペンギン水族館に、ギン吉というオスのペンギンがいました。残念ながら2002年に死にましたが、そのときの彼の年齢は39歳9カ月と15日でした。しかも彼は、そのペンギン水族館で生まれたわけではなく、はるか遠い南氷洋から運ばれてきているので、その日時を加算すると41歳以上になっていた計算になります。

通常ペンギンの寿命というのは18歳から20歳くらいなので、人間に換算すると、彼はなんと150歳近くも生きていたのです。話はギン吉だけに終わらず、その娘のペペも同様でした。彼女も2012年の8月に死んでいますが、34歳という大往生でした。平均寿命の1・5倍は生きていました。この水族館のほかのペンギンたちも概して元気で、みな長寿を果たしそうだといいます。

なぜ、このような不思議な現象が起きているのでしょうか。ペンギンたちのエサは、ほかの水族館と同じアジやイワシなどの小魚です。

その長寿の秘密は、この水族館の「食の習慣」にありました。それは、週に一度の

断食でした。６日間食べさせ、１日は断食ということを繰り返していたのです。この消化管を休ませ、酵素の浪費を防ぐという食習慣が長寿につながっていたのです。

◆——酵素温存に役立つ「食べる順番」と「しっかり噛《か》むこと」

最近、「食べる順番」というのが健康の一つのキーワードになっていて、ダイエットや健康法関連の本がよく出版されています。

食物酵素については、後ほど詳しく説明しますが、**生の食材が持つ食物酵素が、あとから体に入ってくる動物性食品の消化に効果的に働きかけるのです。**そのために、食事は生フルーツや生野菜から始め、次はタンパク質を摂り、そして炭水化物という順番で食べるといいのです。

たとえば、昼のランチでトンカツ定食を頼んだとします。このとき、最初からご飯やトンカツを食べてはいけません。まずつけ合わせのせん切りのキャベツを食べます。ぬか漬けの漬物からでもいいのです。味噌汁の味噌も発酵食品です。だから最初のほうに飲みます。次がトンカツ、そしてご飯という順番になります。酵素を絶えず体に取り入れ、働かせる、という意識で食事をすることが大切なのです。

「よく嚙む」ということも、意識しましょう。食物から栄養を引き出すにはよく嚙むことです。江戸時代の狂歌に「鶴亀の齢願わばツルツルと飲まずカメ、カメよ亀かめ」というものがあります。鶴は千年、亀は万年と言われますが、そのように長生きしたければ、食べ物はよく嚙みなさいという意味の戯《ざ》れ歌です。ユーモアと機知に富みながらも、よく本質をついていています。

消化は、口の中から始まります。まずよく嚙むことで食物を細かくしていくのです。口中には唾液が出てきますが、**唾液には消化酵素のプチアリン（唾液アミラーゼ）が含まれていて、嚙むことに時間をかけることで唾液がたっぷり分泌され、豊富なプチアリンで炭水化物の消化が進みます。**よく嚙まずに飲み込んだ食物は胃腸に負担をかけ、消化不良の原因にもなります。早食いは、健康の大敵です。

現代人は早食いになりました。毎日が忙しくなり、時間に追われるようになったことやファストフードの普及、核家族化が進んだことなど理由はいっぱいあるのでしょうが、神奈川歯科大学の斉藤滋教授が行った有名な研究によると、戦前と比較して嚙む回数も時間も半分になっているといいます。

1回の食事での嚙む回数は、戦前が1420回だったのに現在は620回。食べるのに要する時間は、約22分が11分になっています。よく噛まないと、脳の視床下部にある満腹中枢を刺激しないため、つい食べ過ぎになってしまいます。食べ過ぎが病気の根本原因である消化不良を起こすことは繰り返し述べてきたとおりで、肥満も引き起こしてしまうのです。

◆──睡眠で体内酵素をチャージする

睡眠の重要さは、いまさら言うまでもありません。睡眠欲は、食欲、性欲と並ぶ人間の三大欲求の一つで、生命活動に必要不可欠なものです。人間は寝ている間に全身のすべての臓器、骨格などを点検し、異常があれば修理、補修をしています。**不要なものや古くなったものを捨てて新しいものに入れ替えているのです。これが新陳代謝ですが、ここで活躍しているのが代謝酵素です。**

睡眠には、もう一つ大きな仕事があります。それは、この時間帯に酵素を大量生産していることです。**翌日の消化・吸収作業や代謝作業に備えて、１日分の体内酵素を懸命にチャージしているのです。**

これらの活動は、人間が起きて活動しているときにははかどりません。ですから寝ている夜間に行われるのです。しかし、その夜の間に人間が起きていたら、この作業は思うように進みません。体内酵素を使った体の修理や新陳代謝も、翌日の消化・吸収、代謝に必要な酵素の生産も思うように行われないのです。免疫の主役であるリンパ球もやはり夜間に作られますから、それが滞ると免疫力も低下します。それほどに、睡眠不足というのは怖いものなのです。

睡眠不足が続くと、自律神経に悪影響を及ぼします。すると頭痛や肩こり、動悸《どうき》、下痢などの症状が出ます。ひどくなると、それらの症状が引き起こす脳疾患や心臓病のリスクも高まります。

睡眠の持つ、これらの役割を理解し、毎日7~8時間の睡眠時間は確保したいものです。寝る時間帯も重要で、午後8時から午前4時までの「吸収と代謝」の時間帯を大きく含んでいることが大切です。

食べ方と睡眠が、酵素の温存とチャージを左右する。

体内酵素をカバーする体外酵素〈食物酵素と腸内細菌が持っている酵素〉

◆―「生の力」が体内酵素をカバー

これまでは消化酵素、代謝酵素という体内酵素について説明してきましたが、これからの項では体外酵素について述べてみたいと思います。まずは、食物酵素です。

体内酵素は、年をとるとともに減少していくと述べてきました。生産量だけでなく、その力、活性も次第に低下していきます。要するに体内酵素という〝自前の酵素〟は、その量も質も加齢とともにどんどん低下していくのです。健康で生きるには、体内酵素の衰えや不足を補わなければいけません。そこで必要なのが食物酵素です。食物酵素とは生の食品などに含まれる酵素のことで、この酵素にも「消化の力」があるからです。

日本ではサンマやサバなどの焼き魚料理に大根おろしを添えますが、これは食物酵素の消化力を利用した、とても理にかなった食事法です。なぜなら、この**大根おろしには100種類以上の酵素が含まれているからです。アミラーゼ(ジアスターゼ)は**

ご飯のデンプンの分解に、プロテアーゼやセテラーゼは魚肉のタンパク質の分解に、リパーゼも魚の脂の分解に働きます。そのほかにも活性酸素を攻撃するカタラーゼやがん物質分解酵素のオキシダーゼも含まれています。

焼き魚のコゲは、がんの原因の一つとされていますから、このオキシダーゼはなんともぴったりです。摂り方のポイントを一つ。**大根おろしの汁は捨てずに飲むことです。これらの酵素が豊富に含まれ、体の毒出しに必要な食物繊維も摂れるからです。**

とろろご飯で使う山芋には、デンプン分解酵素のアミラーゼが含まれています。そのため、消化がとてもよくなります。活性酸素分解酵素のカタラーゼも含まれていますから、体の酸化を止めるためにも最適です。

海外にも、同じような食の知恵が各地にあります。イタリアやスペインの代表的なオードブル、生ハムメロンや、ステーキのパイナップル添えも消化補助というコンセプトです。南中央アフリカの原住民たちは、パパイアの葉に肉を包んで放置し柔らかくしますが、ここで働いているのはタンパク質分解酵素のパパインです。キウイフルーツにあるアクチニジンは、肉の消化をよくします。概して果物は、タンパク質の分解酵素が豊富です。肉類といっしょに食べると効果があります。

すべての動植物に含まれている食物酵素には、もう一つ大きな力があります。それは自らが死んだ瞬間から体内酵素が動き出し自分自身を分解し出すことです。生の肉も野菜も果物も、自分の酵素で自分を溶かすのです。

ハウエル博士は、その仕事を「事前消化」と呼んでいます。そのため、この事前消化で食物がある程度分解されるので、私たちは体内での消化活動に自分の消化酵素の使用が少なくてすみます。それが体内酵素の節約につながり、残った分が代謝酵素に回されるのです。

食物酵素も体内酵素と同じで、非常にデリケートで、熱に弱いものです。48度のときに2時間、50度のときで20分、53度で失活します。要するに、その効力を失ってしまうのです（例外もあり、70度まで失活しないものもある）。酵素の力を活かすには、食を「生」で摂るということが非常に重要になってきます。

◆「生の力」で生き返った動物園

地球上のすべての動物の中で、酵素のない食物を食べているのは人間と人間に飼われている家畜とペット、それと動物園にいる動物たちだけです。そして、生活習慣病を抱えているのも、人間とこれらの動物たちだけです。

野生の動物たちは、基本的には病気で死ぬことはありません。彼らは自然に死んでいくか、食物連鎖（自然界の中で生物が、食う、食われる、の関係で鎖状につながっていること）の中で食べられて死ぬかのどちらかです。なぜ、彼らは病気にならないかですが、それは酵素の多い生の食事をしているからです。そして、生きていくのに必要な量しか食べないからでもあります。この後者の理由も、非常に大事な要素です。

しかし、人間が関係している動物の中で、その病気のトラブルから解放されつつある動物たちがいます。それは、動物園の動物たちです。アメリカ・シカゴのリンカーン・パーク動物園は、動物たちの病死が少ないことで有名な動物園です。しかし、この動物園も第二次大戦前は加熱食ばかり与えられていたため、動物たちは病気も多く、また短命でした。それがある時期に、ライオンやトラなどの肉食動物には生の肉や骨、レバーなどを与え、ゴリラやチンパンジーなどの類人猿にはバナナやりんごなどの果物、それに加え、野菜なども与え出したのです。すると動物たちの健康状態は見違えるほど変わり、「動物たちが病気で死なない動物園」として有名になったのです。

効果はそれだけではなく、繁殖も旺盛になり、子どもの成長もしごく順調になったといいます。いまでは、アメリカに限らず、世界中のほとんどの動物園がこれを見習い、生のエサを与えるようになっています。

ちなみに、加熱料理を与えられていた動物たちの病気の発生状況を調べた調査データがあります。フィラデルフィア動物協会の病理学者フォックス博士が、１９２３年以降20年にわたって行った調査研究です。その病気とは、急性あるいは慢性の胃炎、十《じゅう》二《に》指《し》腸《ちょう》潰瘍《かいよう》、腸や肝臓、腎臓《じんぞう》や副腎の病気、心臓病、悪性貧血、甲状腺の病気、関節炎に肺結核、血管病などです。がんもあります。これらの病気の数は、何と30種類以上にもなっているのです。

人間が食べるものと同じようなエサを与えられた動物たちは、人間と同じか、もしくは非常によく似た病気や症状が出てくるということが、このデータからもよくわかります。

「生の力」が病気から解放する。

その食生活がさらに病気をつくる

◆―アフリカの大地で消化器系の病気が多発している理由

前項で紹介した、生の食物の力で健康を取り戻しつつある動物園の動物たちと、私たち人間はどうも真逆の道を歩いているようです。その端的な例を紹介します。

アフリカでは、1960年頃まで現地になかった病気が、現在次々と発生しています。その病気とは、便秘、虫垂炎、大腸炎、大腸憩室症《だいちょうけいしつしょう》、痔《じ》、潰瘍性大腸炎、大腸ポリープ、大腸がんなどの消化器系の病気です。並行して肥満、糖尿病、高血圧、心臓病なども増えています。これらは、以前のアフリカの大地にはほとんどといっていいくらい存在しなかった病気です。

アフリカだけではありません。北極圏に住むイヌイットやアメリカ大陸のネイティブ・アメリカンなどでも同じようなことが起きています。彼らが生活を営む大自然の中で、その環境と適応するように培ってきた食事が、欧米から入ってきた肉、バターなどの乳製品、パン、砂糖菓子、チョコレート、スナック菓子などに冒され出したからです。これらの食品には、食物繊維やファイトケミカル、ビタミン、ミネラルが極めて少ないのです。そして、酵素はまったくありません。

これは、他山の石ではありません。現代の日本もまた、これらの国、土地の人たちと同じように過った食の道を急速に歩み始めています。日本人が、長い歴史の中で育んできた昔ながらの伝統食から離れようとしているのです。

◆日本人の体質、日本人の食事

日本人ほど、食物を生で摂るという食文化を大切にしてきた民族はありません。刺身や鮨は海外でも有名ですが、魚から食物酵素を摂るのにいちばんいい方法は、刺身などのように生で食すことです。

植物性食品においても、日本人は漬物という火を通さない調理法で食物酵素を摂る知恵を持っていました。納豆や味噌、醤油などの発酵食品も、日本人の知恵です。これらの食品にある、**微生物がつくる酵素や物質が、体内酵素の働きである代謝、解毒を助けてくれるのです。**この多岐にわたる豊富な食物酵素の摂取が、日本人の健康を支えてきたのだと私は考えています。

日本人の体質を考えてみましょう。日本人は、縄文時代から穀物、野菜、豆、小魚を主体とした食事をしてきました。飛鳥時代に発布された、天武天皇の肉食禁止令もあり、長い間、動物性食品を摂る習慣がありませんでした。このような長い歴史の中で培われたのが、タンパク質分解能力が弱く、大量の動物性タンパク質を摂ると腸内に未消化のタンパク質が残りやすいという遺伝的体質です。

それを証明するのが、腸の長さです。日本人の腸の長さは平均すると約9メートルあり、欧米人と比較すると2メートルも長いのです。これは食物繊維を含む植物性の食品をしっかり分解し、消化・吸収するためです。腸が長くなったのは、それらの食品を上手に摂取するために進化したのです。

日本人は、ほかの民族より膵臓が小さく、インスリンの分泌が少ない傾向にあります。これも玄米など精製度の低い穀類を中心にした食生活に適応した体質・能力です。胃酸の分泌も少なく、欧米人の半分程度です。

欧米人は、動物性タンパク質を速やかに排泄するため短い腸が必要であり、動物性タンパク質を早く消化・吸収するために大量の胃酸が必要なのです。動物性タンパク質は腸内に長く留まると腐敗し、有害物質を生じるからです。

しかし、現代の日本人はどうでしょう。その体質に逆行した食生活になってきています。いわゆる食の欧米化です。近年、がんや糖尿病などの生活習慣病に苦しんでいる人が多いのは、その結果でしょう。序章でも紹介しましたが、がん死はここ30年で20万人も増え、50年前はたった3万人だった糖尿病患者が、現在は２０００万人を超えています。急増するアルツハイマー病や老人性疾患などにも苦しんでいます。大人、老人だけでなく、子ども世代にも肥満や生活習慣病が急増しているという惨状は、将来の日本人の健康問題に大きな暗い影を落としています。

すべては、食の乱れから。食の欧米化は日本人の体質に合わない、とても危《あや》うい食習慣です。アフリカで起きている悲劇は、いま私たちの目の前で起きている悲劇でもあるのです。もう一度、祖先たちが知恵を絞り、工夫を重ねながら作り上げた食文化を見直す時期にきているのだと思います。

酵素を減らす生活が病気をつくる。

食物酵素を上手に摂る方法

◆ 搾りたての生ジュースを空腹時に飲むこと

この項では、食物酵素を効率よく摂る方法を紹介します。

まずは、搾りたての生のジュースです。体にいいのはわかっていても、生の野菜や果物を大量に摂るのはなかなか至難のわざです。その生食を実践するのに最適なのが、ジュースにして摂ることです。

生の野菜、果物には酵素、抗酸化物質のファイトケミカル、ビタミン、ミネラル、体にいい油のオメガ系3脂肪酸、糖（炭水化物）などさまざまな栄養素がふんだんに含まれています。

それぞれの野菜、果物を単品でジュースにするよりは、いろいろ混ぜて作ると、より効果があります。しかし、搾りたてでないとこれらの栄養素の効果はあまり期待できません。

ジューサーの選び方も大事です。**高速ジューサーでは摩擦熱がかかり、ジュースが**

酸化します。酸化の問題は第４章で述べますが、これは健康の大敵です。ジュースは摩擦熱の少ない低速ジューサーで作ることをおすすめします。

飲み方、摂り方も大切です。飲む時間は、胃が空っぽのときです。消化がよく行われ、吸収もスムーズになります。そして噛むように飲むことです。唾液に含まれる消化酵素が働き、より消化がスムーズにいきます。**低速ジューサーで分離される搾りかす（繊維）もいっしょに摂ってください。**ジュースに混ぜながら飲んでもいいし、搾りかすにドレッシングをかけ、食べてもいいです。

酵素を上手に摂る第二の方法は、すりおろしです。**野菜や果物はすりおろすことで、食物の細胞が破れ、中に閉じ込められていた酵素が大量に出てきます。**そのため、生のものをそのまま食べるより酵素の量は2〜3倍に増えます。しかも、消化がよりスムーズになるので消化酵素の消費も少なくなり、一石二鳥の効果があります。

酵素は皮に多く含まれているので、よく洗い、皮ごとすりおろします。そのためには、食材は無農薬か低農薬のものを選んでほしいのですが、無理なら一晩水につけ農薬を流すなどのひと手間をかけてください。

すりおろしに向いている食材は、果物ならりんご、野菜なら大根です。昔から子どもが風邪をひいたり、おなかを壊したりすると、りんごのすりおろしや大根おろしをよく食べさせました。民間療法ですが、これらはとても理にかなっているのです。

ほかの食材では、山芋、にんじん、しょうが、セロリ、かぶ、にんにく、蓮根、玉ねぎなどがあります。なかでも、最近注目を集めているのがきゅうりです。これに脂肪分解酵素のホスホリパーゼが大量に含まれているのがわかったのです。脂っこいものが好きな方は、食べたあときゅうりをすりおろして食べると、脂肪の分解がスムーズにいき、効果的です。

ただし、すりおろしたらすぐに食べることです。時間がたつと酸化が進み、酵素の活性がなくなります。**酸化は、酵素の大敵です。コンビニの弁当についているものや飲食店で作り置きされている大根おろしには、酵素はほとんど残っていないと思ったほうがいいでしょう。**

おろし金は、セラミックなど刃先が丸いものより尖っているほうが野菜の細胞膜を破壊しやすいので、**酵素が活性しやすい金属製のものを使用してください。**

◆──納豆や糠漬けで腸内細菌を増やす

生もの以外に酵素を摂れる食品に、発酵食品があります。発酵食品とはカビ、酵母、細菌などの微生物が食材に含まれるデンプンや糖、タンパク質などを分解・合成し、栄養価の高い新たな成分をつくり上げている食品です。

代表的なものが、納豆です。これは世界に冠たる健康食品で、発酵の過程で、アミラーゼやプロテアーゼ、リパーゼなどいくつもの消化酵素が生まれていますが、なかでも特筆すべきは、納豆菌がつくり出すタンパク質分解酵素のナットウキナーゼです。ナットウキナーゼのネバネバ成分には、脳梗塞や心筋梗塞の原因となる血栓を溶かす力があります。

また近年には、リゾチームという病原体溶解酵素が含まれていることがわかっています。これは強烈な抗菌作用を有しています。納豆を食べるときはよく混ぜて、そのネバネバを強めることが、それらの酵素をうまく取り込む秘訣です。

ほかにも糠《ぬか》漬けでは乳酸菌、味噌漬けでは麹菌が働き、おいしくて有効な成分を作ってくれます。米酢やみりん、カツオ節、日本酒、焼酎も麹菌を使って作られています。

大豆はそれ自体素晴らしい健康食品ですが、そのまま煮て食べても消化が悪い食物です。それを味噌、醤油まで進めて消化しやすいものにしたのは日本人の知恵です。韓国のキムチ、ドイツのザワークラウト（キャベツの漬物）、ヨーロッパ各地のピクルス、なども代表的な発酵食品で、とても良質な消化酵素補助食品です。

こうしたものを毎日食べていると腸内細菌が増え、免疫力も上がり、健康な体をつくり上げることができます。

◆体内酵素の温存に役立つ酵素サプリ

体内酵素が加齢とともに減ってくることは、述べてきたとおりです。食事から生きた酵素をたっぷりと摂ることも大事ですが、すべてを食べ物だけで補うのもなかなか大変です。そこで私がすすめたいのが「酵素サプリメント」です。私の治療法でも、上質なサプリメントの使用は大きな柱の一つです。

酵素サプリメントを服用すると、食べ物の消化がよくなり、体内酵素の温存に役立ちます。体内酵素が増えていくので、消化酵素をつくり出している膵臓を休ませることができます。消化、吸収、エネルギーの産生・排泄のプロセスがスムーズになり、体内の毒素排出もスムーズにいきます。

酵素サプリは、病原菌やウイルスが体に入り込んだときにも、それらの外殻を破壊してくれます。そのため、病気にかかりにくい、免疫力の高い体を保つことができるのです。

がんに対しての効果もあります。プロテアーゼ（タンパク質分解酵素）は、がん細胞を保護しているタンパク質の皮膜を分解し、がん細胞を直接、死滅させます。そしていくつものサイトカイン（免疫細胞から分泌される特殊なタンパク質）を産出し、そのサイトカインが、またがん細胞をやっつけます。**酵素が多くなると、がんが増殖する反応で関わる悪玉酵素を産出できなくなるというのも、効果の一つです。**質のいいサプリメントは、大変な免疫活性効果を持ち合わせているのです。

私はこれからのがん治療には、いい酵素サプリメントの使用がベースになっていくと考えています。アメリカではがん患者に対して、酵素サプリを用いることがいまや常識になっています。ほかにも糖尿病、肝硬変（肝細胞が壊れ、肝臓全体が固くなる病気）、アトピー性皮膚炎などさまざまな病気にも治療効果があります。

酵素サプリメントには、カーボ（炭水化物、ショ糖分解酵素）やリポ（脂肪分解酵素）などさまざまな種類があり、最近はよいものが実に多くあります。私も積極的に治療に使っていますが、治療サプリとは別に健康管理などの目的でも、酵素サプリは摂ったほうがいいでしょう。おすすめは、私の名前を冠した「鶴見式酵素」や「蔵人《くらびと》の酵素」「大和《やまと》酵素」「ベジタブル-E-ライフ」などです。健康のためにいろいろ試されるのもいいと思います。

いま、アメリカやヨーロッパで最も売れているサプリメントは何だと思われますか。多くの方はビタミンと答えられるのでしょうが、ビタミンは2位で、1位はなんと酵素のサプリメントです。それほど酵素は、クローズアップされているのです。

免疫力に自信のある若い方は別にしても、酵素の生産量や免疫力が低下し始める中高年になったら、酵素サプリを上手に利用するということは考えていい健康法だと思います。

体内酵素の温存を考えた、食物酵素の摂り方が大切。

腸内細菌が持つ体外酵素の力

◆──腸内細菌が代謝物を生む

本章の最後に、私たちの健康に絡む意外な酵素を紹介しておきましょう。次章の「腸の健康」で腸内細菌のことは詳しく紹介しますが、この細菌も酵素を持っているのです。

腸を含む消化管は、口から入った食物の通り道です。口腔、食道、胃、小腸、大腸、そして肛門までは体の中を走る１本の長い管です。これらは、皮膚と同じように常に外界からの刺激にさらされています。そのため「内なる外」と呼ばれ、医学的にも「外」とされているのです。

その腸（主に大腸ですが）に、腸内細菌がすみついています。そして、その腸内細菌は私たちが摂取した栄養分の一部を主な栄養源として、分解・合成などの発酵活動をして増殖し、同時にさまざまな代謝物を産出しています。その分解・合成に働いているのが、善玉菌の持つ酵素です。

いままで人間には食物繊維のセルロースは分解できないとされていましたが、現在ではある程度、分解・発酵できることがわかってきています。それは、この善玉菌の持つ酵素によるものだったのです。

この腸内細菌は、私たちの人間の持ち物ではありません。彼らは人間の共生物です。そのため、この腸内細菌が持つ酵素も、体外酵素と私は分類しています。その働きで生み出される代謝物が、私たちの健康に大きな影響力を持っていることが最近になってわかってきています。それは「短鎖脂肪酸」という有機物です（↓119ページ）。

次章では、その腸の健康について述べてみます。

腸内細菌の持つ酵素が、健康を左右する。

第2章

腸免疫力の高め方

病気になるかどうかは酵素が支える腸次第

◆──酵素を活かすライフスタイルが基本

本章では、酵素と関わりの深い腸という臓器の不思議を見ていきます。人間は食物を摂り、胃・小腸で消化し栄養吸収と糞便を形成します。血液に入った栄養素は全身に送られ、すべての細胞組織に行き渡ります。そこでエネルギー代謝が行われるのです。簡単に言うと、**食物から腸、腸から血液、血液から細胞（組織）となります。この腸、血液、細胞は三位一体です。もちろん、この関係にも酵素は大きくすべてに関わっています。**

病気の成り立ちを、狭心症をサンプルにして見てみましょう。

最初は、西洋医学による病気診断です。狭心症は心臓の筋肉に栄養を与えている冠《かん》動脈《どうみゃく》の一部が狭まったり、痙攣《けいれん》を起こしたりして、心筋に十分な血流を送り込めないことで起きる病気です。症状として、胸に鋭い痛みや圧迫感が生じます。その状態が進み、冠動脈が完全に閉塞《へいそく》して心筋が壊死《えし》してしまうのが心筋梗塞《こうそく》です。

治療法としては、冠動脈拡張剤を投与し冠動脈を開かせます。あるいはカテーテルを挿入し、狭くなった冠動脈を押し広げたり、バイパス手術をして狭くなった部分を避けて血液を通すなどの方法があります。これらの処方で当座はしのげますが、再狭《さいきょう》窄《さく》の怖れは残ってしまいます。

私は、この病気には４つの原因が重なっていると考えています。１つめの直接の原因は、述べてきたように**冠動脈の狭窄**です。２つめの原因は、その冠動脈狭窄を起こす、**血流の悪化や血の汚れ**です。３つめの原因は、血流の悪化や血の汚れを起こす**腸の腐敗**です。そして４つめの原因が、その**腸を腐敗させるもの**です。これが原因中の原因、大本の原因です。この原因を解決しなければ、一時はよくなっても再び冠動脈の狭窄は起きてしまいます。

その大本である４つめの原因、腸を腐敗させるものとは何でしょうか。それらは、以下のことに集約されます。

①食内容の間違い

添加物の多い食品、酸化した食品や油、トランス脂肪酸の入った食品などの摂取です。肉・魚・卵、白砂糖、リノール酸、高ＧＩ食品の摂り過ぎなどもそうです。

②食のライフスタイルの乱れ

夜8時以降の飲食、朝食に加熱食を食べる、食べ過ぎ（過食）、食べてすぐ寝る習慣、よく噛まない、早食いなどです。

③閾値《いきち》を超えた過度のストレス

閾値とはある反応を起こさせる、最低の刺激量です。ストレスレベルが閾値を超えてしまうと、それが原因で脳や体に障害が発生します。

「脳腸関係」といって、脳と腸は自律神経で強く結ばれています。脳がストレスを感じると下痢や便秘を起こしますが、それにとどまらず消化吸収の不全や腸内細菌叢《そう》も悪玉菌優位になってしまいます。

④外からの毒物

電磁波や放射能、喫煙、残留農薬、アスベスト、環境ホルモン、カビ類などです。

とくに、④はいまの日本を取り巻く悪の包囲網のようです。

狭心症を起こすと、血流がよくなる薬物治療が行われますが、これは先にも述べたように対症療法です。**血流の悪化や血の汚れ、それを起こす腸の腐敗を解決しなくて**

は根本の解決にはなりません。

毒素を取り込まない、そしてよい食材を摂り、よい消化・吸収・代謝をする。これをしないと、再び狭心症は発症します。第1章で述べた、酵素を活かす食スタイルが病気治癒の基本なのです。

腸と血液と細胞は、三位一体と述べました。「腸」の本題に入る前にまず、この血液と腸の関係を述べてみたいと思います。

腸の腐敗の解決が先決。

人は血管とともに老いていく

◆――健康かどうかは、毛細血管の血流次第

健康の秘訣《ひけつ》は、「血液サラサラ」とよくいわれます。この「血液サラサラ」とは、微《び》小循環《しょうじゅんかん》がとてもよいことです。微小循環とは、毛細血管の血流のことです。この微小循環がよいということが人間の健康にとって、とても大きな意味を持ちます。なぜなら、病気になる最終段階が血液の汚れと、そこからくる毛細血管の詰まりだからです。

血液は、心・血管系の中を循環する液体で生命の維持にきわめて重要です。その主な役割は、酸素やアミノ酸、ブドウ糖、脂肪酸、ビタミン、ミネラル、酵素などの栄養素を運ぶ「運搬」、そしてpH（ペーハー）やホルモン、体温などを一定にする「緩《かん》衝《しょう》」、病原体や異物などから体を守る「防衛」です。

血液の流れる血管は心臓から始まり、大動脈、大静脈という太い血管、そして動脈、静脈、その支流の毛細血管へと続きます。支流にはまた支流があり、最後には最も細い極毛細血管へと続きます。全長10万キロメートル、なんと地球2周半という、気の

遠くなるほどの長さです。その93パーセントが、毛細血管なのです。

この極毛細血管から各組織に栄養と酸素が手渡され、組織は機能できるのです。もし組織や細胞に栄養と酸素が届かなくなったら、その組織は飢餓状態になり、いずれは病気になってしまいます。そうならないために必要なのは、毛細血管の流れをよくすることに尽きるのです。

◆――微小循環をよくするのは、酵素の力

血液の中で栄養と酸素を運ぶ役割は、赤血球が担っています。これは、赤血球に含まれるヘモグロビンの働きによるものです。肺で酸素を受け取った赤血球はそれを全身の組織に供給し、帰り道では組織が排出する二酸化炭素を肺へと運搬していきます。

血液がサラサラと流れるか、流れないのかの秘密がこの赤血球にあります。赤血球は、中央部分がくぼんだ円盤状で、長径は7・5マイクロメートル（1マイクロメートルは1ミリの1000分の1）です。極毛細血管の直径は4〜5マイクロメートルですから、赤血球のほうが大きいわけで、このままでは血管の中に入り込めません。そのため、赤血球は自分より細い血管に入り込むための特殊な能力を持っています。そ

れが赤血球変形能です。円盤状の真ん中を折りたたんで血管の中に入っていくのです。

ところが、**血液中に中性脂肪やコレステロールが必要以上に多かったり、糖尿病のように高血糖だったり、活性酸素が多かったりすると、この赤血球が硬化し、変形能が失われてしまいます。**

また、酸化油脂などの悪い油や糖化タンパク（ショ糖とタンパク質がくっついたもの）が増えると、赤血球がコインのようにつながってしまいます。そうなると毛細血管の中には入り込めません。

なぜ、コインのようにつながってしまうのでしょうか。健康な状態での赤血球は、マイナスイオンが周囲をチャージしているため赤血球同士ははじき合い、くっつきません。そのため赤血球はバラバラで存在でき、どんな細い血管へも入っていけるのです。ところが、赤血球と赤血球の間に前述した酸化した油や糖化タンパクなどの物質が入ってくると、それらが糊《のり》の役目をし、赤血球をつなげてしまいます。これがルロー（連銭形成）といわれるものです。赤血球が何枚も何十枚もつながっているような形です。

ほかにも、赤血球が球状になり、それに腸内腐敗から生じた細菌がたかって金平糖《こんぺいとう》状になることもあります。アキャンソサイトといいますが、血管の中がこのような状態になると血液がドロドロになります（↓95ページ、図2‐1）。赤血球がこれらの状態になると、栄養や酸素は全身に行き渡りません。

組織が飢餓状態になると、出現するのは活性酸素です。この悪玉酸素は正常細胞を痛めつけ、それが長く続くと細胞核の中のＤＮＡを傷つけたり、破壊したりして突然変異を起こします。これが組織のがん化に発展するのです。ノーベル生理学・医学賞を受賞したドイツのワールブルク博士は「がんは、まず酸素のないところで生じる」と言っていますが、これが「発がん酸欠説」です。微小循環が悪化したところの組織は、がんの格好の繁殖場になってしまうのです。血流が悪いので、免疫細胞の白血球もすぐには現場には駆けつけられません。

微小循環がよいこと、血液がサラサラ流れるというのには、このように大事な意味があるのです。

私はこの微小循環をよくすること、毛細血管の血流をよくすることが、健康への道での最重要課題だと考えています。

微小循環をよくする最大の秘訣は、「酵素の入った食事」を摂るに尽きます。ルローになった場合、それを解くのは体内酵素ですが、食物酵素もかなりの割合で、その役

割に関与しているのです。

◆――血液は腸で作られる!?

血液というのは、健康な人でも、絶えず状態がよくなったり悪くなったり、と変化しています。飲んだり食べたりしたもので、数十分もたつと、健康の度合いが激変します。それほど、口にするものが健康の基本であり、重要ということです。

食べたものが、すぐに健康を左右するというのはなぜでしょうか。それは「血になる」からです。前にも述べた「腸と血液と細胞は三位一体」だからです。

血液は、どこでつくられるのでしょうか。多くの人は「骨髄」だと答えるでしょう。1925年にアメリカのダン、セーヴィン、カニンガムの三人の血液学者が唱えたのが「骨髄造血説」です。学校でも現在は、そう教えています。

しかし、血液は腸でつくられているのではないかと、私は思っています。これは、私の尊敬する千島喜久男博士が唱えられた腸管造血説からきています（千島先生は医学界の異端児として学界から締め出されました）。

千島先生は、血液が骨髄でつくられるのは、あくまで非常時の二次的造血作用であ

▶図2-1 **サラサラ血液とドロドロ血液**

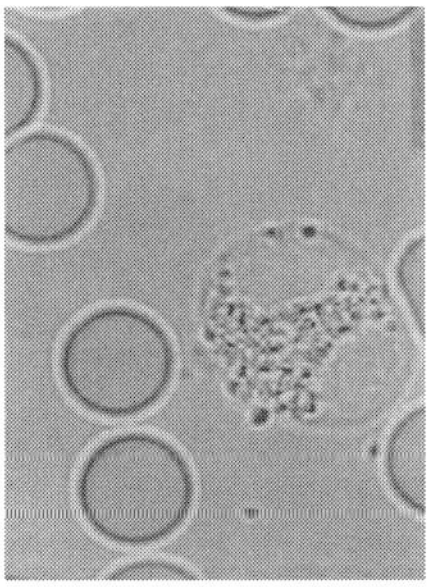

赤血球が均一な円形をしている、正常な状態。サラサラ血液。

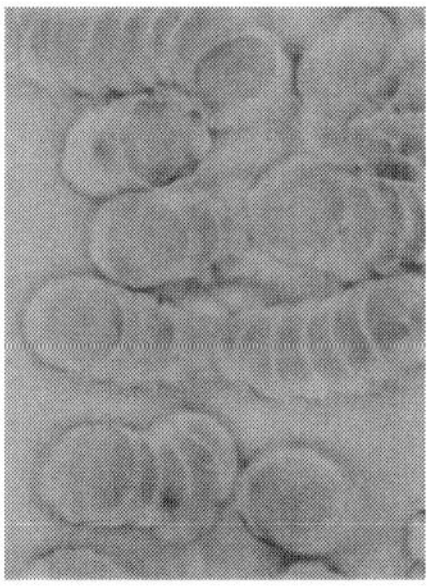

赤血球が2個以上つながるルロー状態だと、毛細血管に入れない。ドロドロ血液。

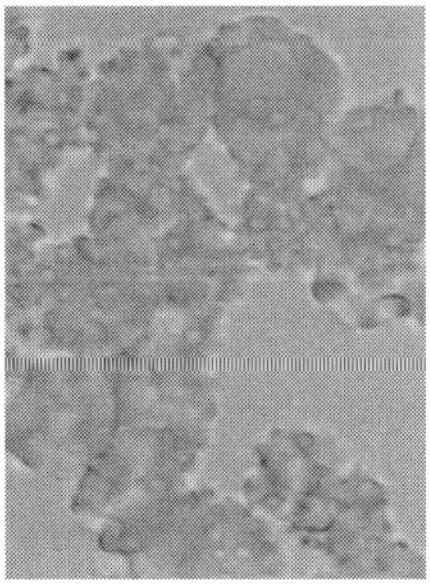

赤血球に腐敗菌が付着し、球状になるアキャンサイト。ドロドロ血液。

って、通常、血液は小腸の絨毛《じゅうもう》（粘膜にびっしりと生えている小さな突起）で作られているのだとしています。本書の本題から離れますので詳しい説明は避けますが、私が、千島学説を素直に受け入れることができたのは、臨床開業医として病気の見方で行き詰まり、西洋医療で常識とされる治療を施しても、一向によくならないという現実があったからです。

このテーマを詳しくお知りになりたい方には、以下の本をおすすめします。①『千島学説入門』忰山紀一著（地湧社）、②『「ガン呪縛」を解く』稲田芳弘著（Eco・クリエイティブ）。

しかし、私はそれ以前から漠然とですが、人間の体にも心にも重要なキーポイントとして機能しているのは「腸」ではないかと考えていました。そんなときに出合ったのが千島学説でした。

「食べたものが腸で血になる。その血が組織にいって体（生命）をつくる」。だから、病気の元凶は血の汚れであり、血を汚しているのは不健康な腸と悪い食べ物である。

そういう考えに、私もたどり着いたのです。

私はいつの日か骨髄造血説が覆《くつがえ》され、腸管造血説が認められる日がくるのだろうと思っています。歴史を振り返っても、天動説、地動説を筆頭にそういう事柄はザラにありました。

人間の臓器の中で、最も老化が早いのはどこだと思われますか。1位が「腸」で、2位が「腎臓」です。理由は、この2つが最も血液を使う贅沢《ぜいたく》な臓器だからです。豊富な血管で養われている臓器ほど老いやすいのです。脳は、骨格筋と並び3位です。

小腸と大腸、腎臓の血流をよくすることが、いかに大切かがおわかりいただけると思います。**「人は血管とともに老いる」。だからこそ腸をきれいにし、血液をきれいにすることが、老化防止にも直結するのです。**

血を汚すのは、不健康な腸と悪い食べ物。

腸が体の免疫力と大いに関係がある理由

話を腸に戻します。

腸の仕事は、消化・吸収だけではありません。腸は、免疫という人間の健康の最前線を守る臓器でもあるのです。

◆──脳は腸の〝先っぽ〟から生まれた

その腸がいかに〝大物〟であるかを紹介しましょう。なんと、脳や肝臓、腎臓などの主要臓器ももともとは腸から発達したものだったのです。人間を人間たらしめている脳にしても、栄養を取り入れる腸を効率よく動かすために腸に沿って神経が発達し、その神経の先が膨らんで生まれたものなのです。したがって、脳神経より腸の神経のほうが先輩格です。

臓器別の神経細胞の数も、脳に次いで多いのが腸で、その神経に覆われた腸管は周囲の肝臓や膵臓《すいぞう》などへの消化・吸収作業の司令塔として働いています。

食べ物の通り道である口から食道、胃、小腸、大腸、肛門まではずっとつながっていて、いわば1本の筒になっている土管のようなものです。土管の内側が常に外気にさらされているように、私たちの胃腸も常に外界の刺激を受けています。先にも述べましたが、腸管は体の「内なる外」なのです。そのため、消化器官の内側にある粘膜は、食べ物などといっしょに入ってくる細菌や病原菌などの外敵に常にさらされているのです。

これらの外敵や異物に犯されることは、人体にとって重大な危機です。だから、それらを排除したり、中和したりして腸管で食い止めなければなりません。そのため、小腸には多くの免疫細胞が集中しているのです。

免疫細胞の一種にリンパ球がありますが、全身のリンパ球の70パーセントは小腸に集中しています（大腸には10パーセント）。そして腫瘍《しゅよう》免疫（がんに特異的に働く免疫）も、体全体の80パーセントが小腸にあります。これらを腸管免疫といいます。

この腸管免疫を代表するものが、パイエル板という集合リンパ節です。リンパ節とは、リンパ管が枝分かれする部分にある腺ですが、回腸《かいちょう》（小腸下部にあり、小腸全体の5分の3を占める）を中心に180〜240カ所存在しています。小腸は十二指腸、空腸《くうちょう》、回腸で構成されていますが、回腸が最終的な栄養素の吸収部門です。栄養を吸収するときに異物もいっしょに取り込まないよう排除したり、中和したりしますが、このパイエル板が、その免疫活動の司令塔です。

パイエル板の表面は、「円柱上皮細胞」という円柱形の細胞に覆われています。その一部にM細胞（腸管上皮細胞）があり、ここで病原菌などを取り込んでマクロファージや樹状細胞などと反応し、リンパ球のキラーT細胞やNK（ナチュラル・キラー）細胞などを活性化させて免疫反応を起こすのです。これらは文字どおりの病原菌、異物への殺し屋です。

腸という臓器は、このような重大な働きも担っているのです。しかし、この腸管免疫の研究はまだ新しく、未知の分野が数多く残っています。一連の働きで重要な役割を果たすM細胞が発見されたのは1974年で、まだ40年も経っていません。腸管免疫のことが重要視され出したのは、それからのことです。そのため、この腸管免疫は「免疫の新大陸」「免疫の新世界」と呼ばれているのです。

◆──年齢とともに移行する免疫器官

腸管免疫を活性化させれば、体の免疫力の強化につながり、がんやほかの病気の治療も進みます。少し本題から逸れますが、その免疫について考えてみます。

がんを例にとってみます。現代の日本では、がんは2人に一人がかかり、3人に一人が死ぬという時代になっています。そのがんは、どうして生まれるのでしょうか。

私たち人間の体は毎日1兆個の細胞が死んでいますが、それを補うように新たな細胞が同じほど生まれています。細胞分裂で生まれるのですが、なかには細胞の設計図であるDNAをしっかりとコピーできない不良品も生まれます。その数は、毎日5千個ほどと言われています。

コピーミスの細胞はアポトーシス（プログラムされた細胞の自死）でほとんど死んでしまいますが、なかには死なない細胞もあります。これががんの芽です。これを退治してくれているのが、私たち人間の免疫細胞です。だから私たちはめったにがんにならないのです。この免疫細胞たちはがんの芽に限らず、細菌、ウイルス、カビのような病原体に対しても同じように働いてくれています。

しかし、なんらかの理由でこの免疫の働きが弱くなったりすると、がん細胞や病原体が猛威をふるうことになるのです。人間の免疫力は20歳あたりがピークで、40代はピークの半分、50代になるとピーク時の3分の1くらいまで減少することがわかっています。

加齢とともに免疫力は低下していきますが、それは免疫細胞の主役・リンパ球を作っている胸腺《きょうせん》が退化してしまうからです。がんが40代から増え出し、高齢者になるほど多くなるのはこうした理由からです。

中年以降は、免疫系機関の中心は胸腺から腸管リンパ組織に移行します。そして、この腸管免疫は腸内環境がいい限り、高齢になっても機能し続けるのです。腸を健康に維持しなくてはいけないことが、このことからもわかります。

◆──コレラにかかる日本人、コレラにかからない現地人

腸の免疫力が下がるとどうなるか、それを証明するのに格好の事件があります。1995年、インドネシアのバリ島でコレラ騒ぎが起こりました。バリ島から帰国した200人以上の日本人観光客が、コレラを発症したのです。200人以上も発症したのですから、さぞやバリ島では大変なことになっているだろう、と誰もが思いました。ところが、です。現地の人たちは、誰一人コレラにはかかっていなかったのです。

バリで日本人観光客がかかったコレラ菌は「エルトール小川型」という、普通なら

体に入っても発症しない程度の非常に弱いタイプのものだったからです。

　ではなぜ、日本人の観光客は発症したのでしょうか。それは、腸の免疫力がみな低下していたからだと考えられています。旅行というのは非日常ですから、交感神経が優位になって、便秘しやすい状態に陥りがちです。みなさんも覚えがあるのではないでしょうか。そしてせっかくの旅行ということで、おいしい料理やお酒を目一杯楽しみます。こうしたことから体は、相当に多くのストレスを溜め込んでいたのです。そのため腸内腐敗を起こし、腸管免疫はとことん落ち、普段ならかかるはずのない弱いコレラ菌に感染したのだと思われます。

　これは、何も旅行だけではありません。日本でも、ときどき飲食店での食中毒感染のニュースが流れますが、食べた人全員がかかるわけではありません。食中毒で倒れた人は、やはりそのとき腸内環境が相当に悪化していたのだろうと私は考えています(だからといって、そのお店に責任がないというわけではもちろんありません)。

　これらのエピソードが教えてくれるのは、普段から腸の健康というものをきちんと考えていれば、いらぬ病気、思わぬ病気をもらわずにすむということです。

◆──便の色で腸免疫力をチェックする

バリの旅行者に限らず、自分の免疫力がいま、どれくらいあるかを知っておくのはとても大事です。自分の免疫力を知るのに、健康診断のときに提示される白血球の数値などが参考になります。1立方ミリリットル中、4000～8000個あたりが基準数値ですから、それに照らし合わせると、ある程度自分の免疫力は判断できます。

しかし、年に1、2回の健康診断を待たなくても、ごく身近にあるもので、簡単に現在の自分の免疫力は測れるのです。それは便です。**よい便なら腸は健康で、免疫力は高く保持されていて、逆に悪い便なら、腸は不健康、そして免疫力は落ちているということです。**

大きな判断材料は色です。よい便は、黄色に近い色になります。便に色をつけているのは、胆汁の中にあるビルリビンという物質ですが、この物質は便の酸度によって色が変わり、酸性なら黄色を帯びたオレンジ色、アルカリ性なら黒ずんだ茶褐色になります。

腸内にビフィズス菌や乳酸菌などの善玉菌が多い場合は、腸内は弱酸性になります。そのため、便は黄色に近い色になるのです。逆に悪玉菌が増えると、腸内はアルカリ性になるので、便は黒ずんだ色になります。便の色で判断できるのですから、実に簡単です。毎日のトイレタイムで、流す前にご自分の便の状態をよく確認することをおすすめします。

便量や回数も大切です。現在の日本人は１日に１３０〜１８０グラムほどの便量で、バナナ１本半くらいの量です。太くて長い形で、水に浮く便が理想です。排便は１回の量は少なくてもいいので、１日２〜３回あってほしいですね。大腸内での滞留時間が長いと悪玉菌を繁殖させるので、１日複数回の定期的な排便が望ましいのです。

下痢も便秘も異常事態ですから、体にはよくありませんが、それでもどちらかといえば、下痢のほうがまだマシです。なぜなら、下痢は一種の毒出しでもあるからです。食中毒を起こす細菌や風邪のウイルスなどが体内に侵入してきたとき、それらを早く排泄して、体を守ろうとする反射だからです。

それに対して、便秘は、**悪玉菌やそれによって生じるインドール、スカトール、アミンなどの窒素残留物を腸に留めてしまいます。それが生活習慣病を含む、あらゆる病気につながっていくのです。**

私はクリニックに来られる患者さんの便の状態を非常に気にします。それは下痢も便秘も、いずれも体内の酵素が足りていない証拠だからです。便の状態で健康状態を判断し、よい酵素食の指導をし、治療に入っていきます。

便の量に関していうと、私は、前述した現在の日本人の便量は相当に少ないと思っています。300〜400グラムくらいの便量が望ましいのです。実際に1950年頃の日本人の便量は350〜400グラムはあったのです。

便量を増やすためには、食物繊維の摂取は欠かせません。次項で、食物繊維の重要さに言及していきます。

毎日の便で、現在の免疫力を確認。

腸免疫力を高める食物繊維

◆—成人病の根源は、食事が食物繊維を失ったから

私が腸の健康で酵素食と同じくらい注目しているのは、食物繊維の存在です。食物繊維とは炭水化物の一種で、「ヒトの消化酵素でほとんど消化されない高分子の成分」と定義されているものです。昔は「食べ物のカス」扱いでしたが、いまではこの食物繊維が健康に大いに貢献していることは、多くの人たちに知られるようになっていま す。しかし、それでも私はまだ浸透が足りないと思っています。

食物繊維の重要性を世界に知らしめたイギリスのデニス・バーキッド博士は「すべての成人病の根源は、今世紀の食生活が繊維を失ったことにある」と述べていますが、博士の言葉はまさに至言で、食物繊維はそれほど大事な栄養素なのです。

博士は、繊維の有効性を次のように言っています。

①繊維が腸壁を刺激して、胃腸の運動や消化液の分泌《ぶんぴつ》を活発にする
②腸内細菌が食物繊維を栄養にして繁殖、ビタミンB群などを合成する

③小腸での消化時間を長くして、糖分が腸に吸収されて生じる血糖値の上昇を和らげる
④大腸での食物の通過時間を短くして、腸内細菌の作用で排便をスムーズにする
⑤胆汁酸《たんじゅうさん》の再吸収を抑え、血中のコレステロールの量を下げる
⑥有害物質、毒性金属を吸収して発がんのリスクを減らす

その有効性を私なりに、もう少し詳しく解説してみたいと思います。

食物繊維には水に溶ける水溶性と水に溶けない不溶性があります。水溶性の食物繊維はペクチンやグアーガム、グルコマンナン、フコイダン、アルギン酸などの種類があり、その特徴は水を吸ってネバネバになり、ゼリー状に膨らむことです。そのためコレステロールや胆汁酸の吸収を抑制し、血液中のコレステロールや肝臓内のコレステロールの量を減らす効果があるのです。

胆汁酸というのは、コレステロールを原料として肝臓でつくられる、脂肪を溶かす消化液ですが、常に肝臓、小腸、胆のうの中に一定量が蓄えられて、脂肪を消化・吸収するときに十二指腸に分泌されます。その役目が終わると再吸収され、再び肝臓に

送り込まれます。これが胆汁酸の「腸肝循環《ちょうかんじゅんかん》」といわれるものですが、**ゼリー状になった水溶性の食物繊維は、この胆汁酸を吸着し、便といっしょに排泄します。**すると当然、蓄えていなくてはいけない一定量が不足することになるので、再生産しなければいけません。そのとき使われる主な材料が、肝臓や血液中のコレステロールです。こうしたことから、動脈硬化や高コレステロール血症、虚血性心臓病、脳血管疾患、胆石などの病気に対する予防効果が高くなるといわれているのです。

水溶性の食物繊維は、糖分の吸収も遅くさせるので血糖値の急激な上昇も防ぎ、糖尿病の予防にもなります。そして、高血圧の防止にも役立っています。食物繊維が、食塩などに多いナトリウムと結合しやすいという特徴も持っているからです。ナトリウムと結合したこのゼリー状の水溶性食物繊維は、そのまま大腸に送られ体外に排泄されます。これが、血圧を下げる効果につながっているのですが、生活習慣病に効くというのは、こうした一連の働きからです。

またビフィズス菌などの善玉菌を増やし、腸内細菌叢《そう》のバランスをよくします。

そして、次項で詳しく紹介しますが、最近わかってきたのが、食物繊維が短鎖脂肪《たんさしぼう》酸《さん》を生み出す腸内細菌のエサになることです。短鎖脂肪酸というのは、体の免疫力を高めたり大腸壁の細胞を正常に再生させるなど、私たちの健康に大きく関わっているものです。

水溶性の食物繊維を多く含む食品は、りんごやバナナ、キウイフルーツなどのよく熟した果実、わかめ、昆布、もずくなどの海藻類、山芋やこんにゃくなどです。

◆――下肢の静脈瘤も食物繊維の不足から起きていた

もう一つの不溶性の食物繊維の種類は、セルロース、ヘミセルロース、リグナン、グルカン、キチン・キトサンなどです。不溶性の食物繊維は、水分吸収作用が強く保水性が高いのです。**水を含むと数倍から数十倍に膨れ上がり、それが腸壁を刺激して、腸の蠕動《ぜんどう》運動を盛んにします。そのため、食べ物の残りカスを素早くスムーズに体外に排泄させます。**その吸水力で便の量を増やし柔らかくするので、便秘の解消、宿便の排泄にも効果があります。また不溶性の食物繊維は、腸内の有害物質を吸着し、体外に排出する働きもあります。その有害物質とは、食べ物の残りカスなどが腸内の悪玉菌によって変化させられたものや食品といっしょに取り込まれたものなどです。これらは発がん性があったり、有害重金属もあったりで、濃度とともに腸内に留まる時間が長くなればなるほど、がんをはじめとしてあらゆる病気を引き起こします。

たとえば、大腸憩室《だいちょうけいしつ》もその一つです。不溶性の食物繊維が不足すると便秘がちになり、便は少量で固くなります。するとその小さな固い便を押し出すために、腸壁の筋肉は余計な努力を強いられるのです。そのため腸内の圧力が非常に高くなり、圧力が続くと大腸の壁の一部が耐え切れなくなり、その部分が腸壁を突き抜けて風船のようにぷっくり飛び出してしまいます。これが憩室です。それが炎症を起こすと、大腸憩室炎になります。腹痛や下痢のほか、まれに多量の出血を見ることもあります。

最近は、この大腸憩室炎が増えています。予防するには、不溶性の食物繊維を豊富に摂ることです。不溶性の食物繊維の不足は、ほかにも虫垂炎《ちゅうすいえん》や裂孔《れっこう》ヘルニア、鼠径《そけい》ヘルニア、下肢の静脈瘤《じょうみゃくりゅう》（静脈が拡張し、蛇行屈曲して浮き出た状態。便秘などで腹圧が上がると、静脈血が逆流して起こる）、痔核《じかく》、脱肛《だっこう》なども起こしてしまうのです。

不溶性の食物繊維は、ほとんどの植物が有しています。玄米などの全粒の穀物、大豆、ごぼうなどの根菜類、野菜全般、しいたけなどのきのこ類にも豊富です。

簡単にまとめると、**水溶性の食物繊維はコレステロールや糖質の余分な吸収や急激な吸収を防ぎ、不溶性食物繊維は排便をスムーズにし、腸内に発生した有害物質を排**

出させるということです。食物繊維のこうした働きが脂質異常症や糖尿病、動脈硬化を防ぎ、国民病であるがんの予防にも大きな役割を果たしているのです。

現在の日本人の食物繊維摂取量は、1日14グラム程度です。10～40代は、その数字は大きく下回ってしまい12グラム程度になります。50代以降は、平均16・5グラム摂っています。しかし、厚生労働省が出している食物繊維の栄養所要量は20～25グラムですので、日本人平均で見ても驚くほど低い数字です。ちなみに、食物繊維を1日20グラム摂るというのは、野菜を300グラム、じゃがいもやさつまいもを1個、果物を200グラムくらい食べるのが目安です。

しかし、私は、厚労省の推奨数字でもまだ低く30～40グラムの摂取が理想だと考えています。白米を玄米や麦入りごはんに変えたり、豆類を副菜に取り入れたり、海藻やきのこ類を積極的に料理に利用するなどして増やしていくことです。みかんは薄い皮と、りんごも皮といっしょに食べます。主食、主菜、副菜、汁物、デザートなどの各ジャンルに食物繊維の多い食品を取り込んでけば、大幅な摂取増は可能です。

日本人のがんや糖尿病などの慢性病の急激な上昇は、この食物繊維摂取の大幅な減少と大きく関連していると考えています。腸内環境を整えることは、健康を守る本丸です。弥生時代から続いている玄米菜食とシーフードという昔ながらの日本の伝統食の見直し、酵素の豊富な野菜・果物ジュースを飲む習慣づけ、そして不足しがちな栄養をサプリメントで補うなど、日々の小さな努力が必要になっているのです。

このような食環境の中で、私がいま注目しているのはデキストリンという１００パーセント植物性の水溶性食物繊維です。これはトウモロコシやジャガイモのデンプンをアミラーゼで加水分解することによってつくられますが、ゲル化（ゼリー状）がより強いので腸内の毒素や糖、脂肪などの過剰な栄養素をしっかり吸着し排泄する効果があります。ほかにも、整腸作用や内臓脂肪の低減、ミネラルの吸収促進などの効果もあります。安全性についても、アメリカのＦＤＡ（食品医薬品局）が保証し、日本の厚生労働省も特定保健用食品（トクホ）として認可していますので、いわば御墨付《おすみつき》です。食物繊維が不足しがちだと思われるなら、このデキストリンを応用したサプリメントや飲料水などの食品を摂ることをおすすめします。

「食べ物のカス」と言われた食物繊維が病気を防ぐ。

腸内細菌のエサになる食物繊維

◆腸内細菌の不思議

腸には、不思議な生物、腸内細菌がすみついています。腸内細菌は〝第三の臓器〟と言われることもありますが、これらの腸内細菌は私たちの体が所有する組織ではなく、人間と共生関係にある微生物です。私たちは彼らの宿主《やどぬし》であり、彼らは私たちの取り込んだ栄養分の一部を主な栄養源にしています。

腸内細菌の総数は400種、400兆個といわれていますが、最近では1000種、1000兆個という説も出ています。いずれにしても、膨大な数の微生物が腸にすみついているわけです。重さにして1～1・5キログラムもあり、私たちの重要臓器である肝臓に、その重量は匹敵します。すみついている場所は大腸が中心で、まるで草花の群落のような集団を形成して増殖するため、腸内フローラと呼ばれています。しかし、腸内細菌は大腸が有名ですが、小腸（消化が行われない回腸部分）にも相当量が存在します。

種類は、いまではみなさんもよくご存知のビフィズス菌や乳酸菌など体によい影響を与える善玉菌、ウェルシュ菌や大腸菌など、悪い影響を与える悪玉菌、そのどちらか優勢なほうにつく日和見《ひよりみ》菌の３種類があり、その割合が私たちの健康に大きく影響しています。理想的な比率は善玉菌３、悪玉菌１、日和見菌６といわれています。

腸内細菌の健康への関わりは多岐にわたっています。余分なコレステロールを体外に排泄する脂質代謝の活性化、病原菌の排除、有害発がん物質の分解と排泄、酵素の活性化、ビタミンの合成、ホルモンの産生、腸内ｐＨ（ペーハー）の調整、腸の蠕動運動の活性化、恒常性（ホメオスタシス）の維持と調整にも関わり、〝快楽物質〟ドーパミンを脳へ送ったり、免疫系の助長も行っています。これらは善玉菌の働きです。

腸内が悪玉菌優位になり、そのバランスが壊れると前述した活動が損なわれてしまいます。生体の免疫系にも影響を与え、感染症やアレルギー、潰瘍性大腸炎、がん、肥満など多くの疾病の原因をつくってしまいます。これはあくまで、悪玉菌優位という悪いバランスであって、悪玉菌がまったくなくなればいいということではありません。悪玉菌と呼ばれていますが、それらにしかできない働きもあるのです。

たとえば、コレラ菌や赤痢《せきり》菌などが体内に侵入すると、悪玉菌が束になって攻撃をしかけることです。外からの強烈な菌に対抗するために、体内の悪玉菌は存在しているのです。私たちの体には、必要のないものは存在しないという証《あかし》でもあります。

◆――自殺も防ぐ、食物繊維の持つ意外な力

この腸内細菌のエサが食物繊維です。食物繊維をたくさん摂っていれば、腸内細菌の善玉菌の数も増えていきます。

先にも書きましたが、腸内細菌の多岐にわたる働きの中に快楽物質のドーパミンやセロトニンを脳に送る働きがあります。人の幸福度は、ドーパミンとセロトニンという脳内物質によってつくり出されています。これらをつくる元になるのは必須アミノ酸ですが、これらを摂取したからといってすぐにドーパミンやセロトニンになるわけではありません。**体内に取り込まれた必須アミノ酸は、ドーパミンやセロトニンの前駆体《ぜんくたい》(ある物質が生成する前の段階の物質)にひとまず姿を変えてから、脳内に送られますが、その前駆体を生成しているのも、脳に送り込んでいるのも腸内細菌なのです。**

それらの前駆体が脳に送られてはじめて、ドーパミン、セロトニンになるわけですから、それらをつくり、脳に送る腸内細菌という生産工場が悪玉菌だらけで荒れ果て

ていたら、人間は幸せな気分が味わえないということです。繰り返し述べますが、**腸内細菌を育てるエサは食物繊維です。**

不安感が強く、人生を楽しめない人は、だいたいにおいて、腸内細菌が減少し、腸内フローラが乱れています。そのため、快楽物質の前駆体がうまく合成されずに、脳内にドーパミンなどの快楽物質が少なくなっているのです。

2012年には3万人を切りましたが、最近の日本人の自殺者数は、毎年3万人を超えていました。この自殺率は、10万人中で見ると約24人に当たります。ところが、経済的に困窮しているといわれるメキシコは10万人中わずか4人で、実に6分の1です。この世界でも8番目という自殺率の高さは、50年前から見ると、日本人の食物繊維の摂取量が半減していることと大いに関係があるのではないでしょうか。

実際、その証拠（?）となりそうな国があります。それは先のメキシコです。陽気なラテン気質というものもあるのでしょうが、食物繊維摂取の面から見るとおもしろい事実がわかります。メキシコは食物繊維の摂取量が世界一で、日本人の約3倍も摂っているのです。

食物繊維の不足は、うつや睡眠障害などの神経症にも影響しています。これらの症状は、すべて腸内細菌の減少や乱れから起きているからです。健康も病気も、すべては腸が支配しているのです。

腸内細菌は、水溶性の食物繊維をより好みます。それは、昆布、わかめなどの海藻類、豆腐や油揚げなどの大豆製品にも豊富に含まれています。また、不溶性食物繊維の多いごぼうやエシャロット、にんにく、アボカド、果物類などにも水溶性は含まれます。このほか、オクラ、モロヘイヤ、里芋などのネバネバした食品にも豊富です。豆腐とわかめの味噌汁、きんぴらごぼうなど、やはり昔のおふくろの味に行き着きます。

そのほか、腸内細菌が好むものに発酵食品があります。味噌、醤油、納豆、酢、漬物などが、日本の代表的な発酵食品です。伝統的な和食には発酵食品が幾種類も使われているので、こうしたものを毎日食べていた昔の日本人は、腸内細菌が増え、免疫力が高かったのだろうと思います。

脳の快楽物質も、腸が支配する。

腸内発酵で生じる有機酸も健康を守っている

◆—腸免疫力を上げ、強い体をつくる短鎖脂肪酸

大腸という臓器は糞便をつくるだけでなく、いろいろな働きをしています。腸内細菌の働きを利用して有害物質の分解や排泄などを行っていますが、それらの働きに加え、最近、大変重要な働きをしていることがわかってきています。それは「短鎖脂肪酸」という有機酸の存在です。

この有機酸は、腸内が「発酵」状態のときに生まれます。発酵状態とは質のよい炭水化物（オリゴ糖、デンプン、食物繊維）を適量食べているときに起こる現象で、腸内環境がとてもよい状態です。

短鎖脂肪酸とは酢酸《さくさん》、プロピオン酸、酪酸《らくさん》といった炭素数６以下の有機酸で、飽和脂肪酸です。これらは、水溶性の食物繊維やデンプンなどの糖質の発酵で生じる物質ですが、この短鎖脂肪酸をつくるときに働くのが、腸内細菌の善玉菌です。これらの有機酸が人間の免疫力を上昇させたり、健康を維持・向上させるうえで、大変重要な

役割を果たしていることがわかってきているのです。

発酵で生じた短鎖脂肪酸は、その95パーセントが大腸粘膜から吸収され、**すべての消化管と全身の臓器の粘膜上皮細胞の形成と増殖を担っているのです。**大腸粘膜などは、100パーセント短鎖脂肪酸がエネルギー源です。これがないと大腸壁の維持ができず、不足すると粘膜に隙間《すきま》ができ、細菌が体に侵入しやすくなります。

短鎖脂肪酸は粘液を分泌させる働きもしているので、不足すると胃液や腸液、膵液、胆汁《たんじゅう》も十分な分泌ができないことになります。胃などは、胃粘液がないと胃壁から出る強い塩酸（胃酸）ですぐに穴が開いてしまいます。唾《つば》や涙や鼻水などの体液も、この短鎖脂肪酸がつくっているのです。

その働きは、それにとどまらず細胞内のミトコンドリアに働き、エネルギーの活性化を促しています。腸のpH（ペーハー）も下げ（弱酸性にする）、殺菌力を高めてもいます。さらに、短鎖脂肪酸の中の酪酸は、がんのアポトーシス（↓101ページ）にも関わっているので抗がん効果もあるのです。

私は、短鎖脂肪酸の働きの発見はファイトケミカルの発見に匹敵するくらいの価値があるものだと考えています。そのため、治療で酵素サプリの投与や酵素食のブログラムを組み、患者さんに、短鎖脂肪酸を増やし、免疫力を上げる治療法を行っていますが、がん治療などでも大きな効果を上げています。

◆――反芻動物の研究からわかった短鎖脂肪酸

長い間、その働きがほとんど無視されていた短鎖脂肪酸に、これほどの働きがあることがわかったのは、主に獣医大学の研究者たちの努力でした。この研究が始まったのは１９４０年代です。当時は牛などの反芻《はんすう》動物が対象で、牛や馬が草しか食べないのに、なぜ強靭《きょうじん》な筋肉を作れたり霜降りの脂ができたりするのか、という研究者たちの素朴な疑問から始まったのです。

牛は、第一胃を中心に発酵を繰り返すことで草からアミノ酸が大量に抽出され、それを吸収することで筋肉ができる。その発酵によって有機酸（短鎖脂肪酸）が発生し、それが胃壁から吸収されて、肉の霜降りができるということがわかったのです。反芻動物たちの胃の中にいる細菌が、この短鎖脂肪酸をつくるうえで大きな働きをしていたのです。解明されたのが２０００年くらいですので、研究が始まってから60年の歳月がかかっています。

人間においても、1970年代に菜食主義者でも強い筋肉ができることから、後を追うように、この研究は始まっています。パプアニューギニア人などは、タロイモ中心の菜食穀物型なので、タンパク質の摂取は1日に10グラム以下ととても少ないのです。それにもかかわらず、全身はたくましい筋肉で覆われています。

牛、馬から始まった、この短鎖脂肪酸の研究は、人間においても健康を維持するのに重大な働きをするということがこうして解明されてきたのです。反芻動物たちでは胃にいる細菌、人間の場合は腸内細菌が、この短鎖脂肪酸をつくっているのです。

短鎖脂肪酸を増やす食品を紹介しておきます。いちばんはわかめや昆布などの海藻類、りんご、バナナなどのよく熟した果物に含まれている水溶性の食物繊維です。穀類、大豆、きのこ類にある不溶性の食物繊維のほか、黒酢、酢、梅干し、ピクルス、酢の物、らっきょう、漬物、キムチなどの発酵食品もそうです。これらの食品は、血液をサラサラにする効果もあります。

食物繊維と発酵食品の摂取が短鎖脂肪酸を生み、腸を元気にする。

腸を汚染する食のスタイル

◆—腸を腐敗させる毒物

序章でも述べましたが、腸という臓器を説明するのに、樹木を例にするととてもわかりやすいです。樹木には根があり、その根に栄養吸収細胞があります。樹木の命を支える栄養やエネルギーは、根がなければ取り込めません。人間にとって、その根にあたるものは腸の腸絨毛《ちょうじゅうもう》です。そこに栄養吸収細胞があります。

樹木の土壌にあたるものは、人間では腸の中身です。人間が口から取り入れ、胃、腸で消化してきた栄養素です。土壌が腐敗、汚染していたら、樹木はいずれ枯れてしまいます。それは人間も同じで、正しい栄養を取り込まないと、体そのものをいずれ腐らせてしまうことになるのです。

文明が発達した現代社会では、知らないうちに〝毒を喰らう〟食生活になっています。毒は腸内の土壌を腐らせてしまいます。

その毒とは、まずは、**加工食品に含まれる食品添加物です。野菜、果物などについ**

た残留農薬もそうです。過剰な動物性タンパク質、高GI食、とくに砂糖菓子の摂り過ぎは毒です。白砂糖（ショ糖）は、その製造過程において不純物を取り除く作業や漂白作業に化学薬品が使われています。結果として、天然の栄養成分も取り除かれているのです。また砂糖はブドウ糖と果糖がくっついた二糖類で、この2つの単糖は分子がいったん結びつくと固い結合になります。酵素や胃酸でもなかなか切り離せないのです。消化されずに腸に残ったショ糖は、悪玉菌やカビ（真菌）の栄養となり、腸内環境を悪化させてしまいます。腸内の腐敗が起こすいろいろなトラブルは、第1章で述べたとおりです。**白砂糖は、消化酵素を浪費する強烈な酵素阻害物質でもあるのです。**

活性酸素（→180ページ）を発生させる、酸化した食品も大きな毒です。時間のたった揚げ物や古くなった干物などがそれです。**酸化した食品を食べるのは、活性酸素を食べているようなものです。活性酸素が体内で発生すると、細胞を傷つけ、ドミノ倒しのように体の組織を破壊していきます。**がんや心筋梗塞、脳卒中などさまざまな病気を引き起こしていくのです。

トランス脂肪酸も現代の毒です。天然の植物油にはほとんど含まれていない脂肪酸で、液状の不飽和脂肪酸に水素を添加して固める過程で生まれます。マーガリンやショートニング、ファットスプレッドなどに含まれている人工の油で、ハンバーガーやフライドチキンなどのファストフード、ビスケット類やスナック菓子、食パンなどに含まれています。**トランス脂肪酸が含まれている食品は実に広範囲にわたっていて、現代の食生活では避けて通るのが難しいほど、あらゆる食品に使われています。**

トランス脂肪酸だけでなく、リノール酸も腸を汚す「悪しき油」です。リノール酸は不飽和脂肪酸のオメガ6系脂肪酸の一つで、人間の体ではつくれない必須脂肪酸です。以前は、体によい油として喧伝《けんでん》されていました。

たしかに適量なら体にいい油なのですが、摂り過ぎると、体に炎症を起こしたり血小板の凝集や血管矮小化《わいしょうか》という作用を起こしたりします。これらが脳卒中、心臓病、がんの原因になり、アレルギーなどの免疫系の病気に大きな影響を与えるということがわかってきたのです。

リノール酸は必須脂肪酸ですから、本来なら体に大切な油です。しかし、現在、この脂肪酸は私たちが口にする食品のほとんどに含まれています。揚げたり、炒めたりする各種の油を筆頭に、ポテトチップスなどのスナック菓子、マーガリン、マヨネーズ、ドレッシング、インスタントラーメン、ケーキ、パン、アイスクリームや大豆、小麦、米などにも含まれていますから、知らず知らずのうちに大量のリノール酸を摂取していることになります。必要量の十倍は摂っているというデータもあるほどです。

摂取量を減らすためには国の栄養政策が急務だとは思いますが、私たち一人ひとりがこれらの食品を口にしないという努力も必要です。たとえば、**食品表示に「植物性油脂」や「植物性食用油」とあれば、トランス脂肪酸やリノール酸が含まれていると考え、それらの食品を避けるという方法です。**

健康法には「いいものを摂る」という方法もありますが、「悪いものを摂らない」というやり方も大事です。健康を守るには、こちらのほうが早道だと思います。大きな意味で、これも毒出しの一種です。

◆──消化不良は、アレルギーも引き起こす

私たちの体に必要な栄養素は、炭水化物、タンパク質、脂肪の三大栄養素です。これらの栄養素を小腸で吸収できるようなサイズに分解する作業が「消化」です。

ビタミンやミネラル、食物酵素はとても小さいので、分解作業をしなくても体内に

吸収することができます。食物繊維は体内に吸収されないので、消化作業とは無縁です。

しかし、一度の食事で大量に摂り込む、これらの物質を一つずつていねいに切り離していく体内酵素の作業は、大変なものです。1万個もつながっているネックレスを1個の玉にまで分解していかなければいけないのですが、それがうまくいかず10個、20個とくっついたまま大腸までいくことがあります。これが消化不良です。この「消化が完全でない状態」が、さまざまな弊害を起こすのです。

消化不良を起こすと、大腸の中で腐敗や異常発酵、酸敗《さんぱい》（脂肪の酸化）が起きます。**腐敗はタンパク質の摂り過ぎ、異常発酵は炭水化物の摂り過ぎ、酸敗は脂肪の摂り過ぎで起こる現象です。**これらの消化しきれなかった残留物が、腸内で悪玉菌（腐敗菌）のエサになるのですが、こういう悪い現象が起きると腸内の悪玉菌が大量に増え、善玉菌が極端に減ってしまいます。そのため腸内細菌のバランスが崩れ、有害物質が蔓《まん》延《えん》し、その一部が大腸の壁から吸収されていくことになるのです。

とくに問題なのがタンパク質です。過剰アミノ酸や不消化タンパク質を悪玉菌が分解していき、アミノ酸代謝産物の「窒素残留物」を生み出します。窒素残留物は、あらゆる病気の原因となる大変有害なものです。スカトール、インドール、アミン、フェノール、硫化水素、アンモニアなどがその窒素残留物ですが、これらの有害物質はさらに強烈な発がん物質であるニトロソアミンもつくり出します。血液が汚れ、慢性疾患や難病を引き起こすもとになるのです。

その悪い現象は大腸にとどまらず、小腸、胃にも悪影響を及ぼしていきます。小腸では栄養を吸収する腸絨毛に炎症が起き、リーキガット症候群（腸管壁浸漏症候群《ちょうかんへきしんろうしょうこうぐん》）を起こします。悪玉菌が出すアルカリ性物質が腸の粘膜を溶かし、テニスラケットのガットが緩んで広がったような状態にしてしまうのです（→図2-2）。そのため、**通常なら絶対に吸収できないような大きな分子を血液中に取り込んでしまいます。それで起こるのが喘息《ぜんそく》、花粉症、アトピーなどのアレルギーです。**

またリウマチなどの膠原病《こうげんびょう》、クローン病、潰瘍《かいよう》性大腸炎なども発症します。ほかにも多くの神経疾患を引き起こします。胃ではピロリ菌などの悪玉菌が増え、胃炎、胃潰瘍、胃がんのリスクが増えていきます。

消化不良というと、胸焼けやゲップ、吐き気などといった単に不快な症状がすぐに連想されますが、とてもそれだけではすみません。消化不良というのはそれほどに、

▶図2-2　**小腸の吸収の状態**

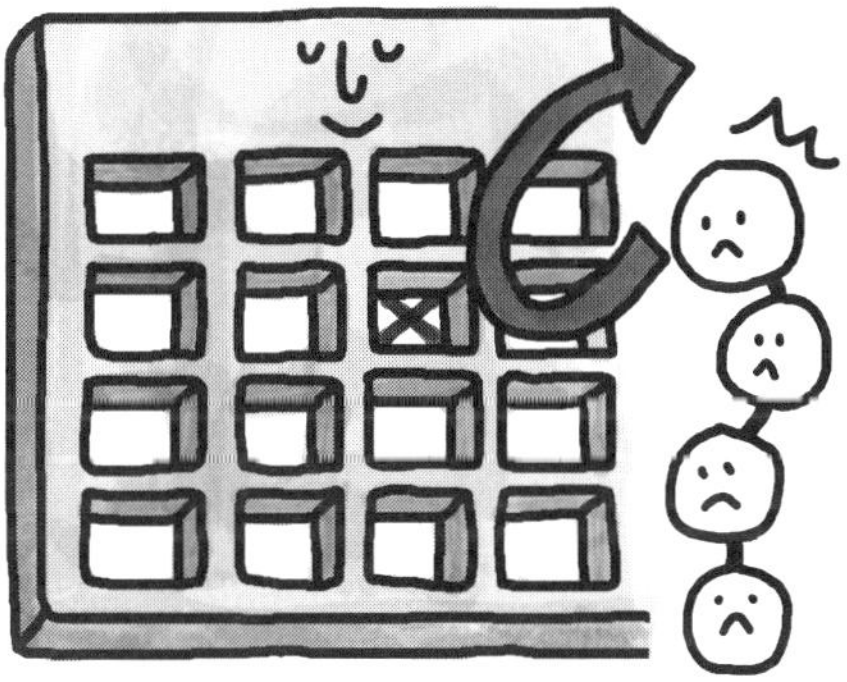

▲健康な腸の壁

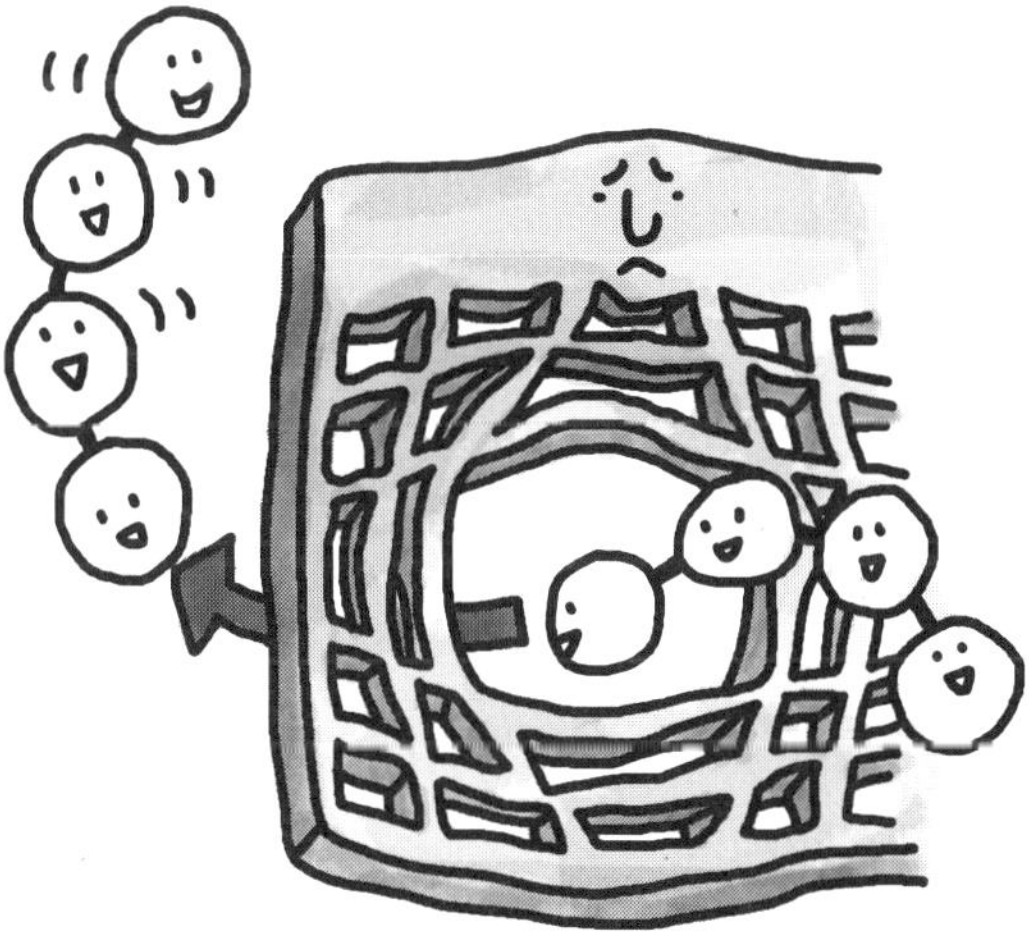

▲不健康な腸の壁（リーキガットの腸）

恐ろしいものなのです。

◆──消化不良を起こす9つの原因

では、この恐ろしい消化不良はどのようにして起きるのでしょうか。あらためて私の考える原因を列記してみます。

①加熱食のみの食生活、もしくは生食が極めて少ない食生活

②深夜に食事をする習慣があること。もしくは食べてすぐに寝る。慢性的な睡眠不足

③毎回の食事が多すぎる（過食気味）

④朝食をしっかり摂る習慣がある（ご飯やパン、卵やハムなどの加熱した固形物を摂る）

⑤肉、魚、卵、牛乳などの動物性食品や低繊維食の摂り過ぎ

⑥白砂糖（ショ糖）を使った菓子類全般（洋菓子、和菓子、スナック菓子、アイスクリーム、チョコレートなど）の摂り過ぎ

⑦化学薬剤の長期にわたる摂取と、種（豆）を生で食べる習慣

⑧酸化した油脂、トランス脂肪酸を使った食品の摂取。そのほかの脂肪の摂り過ぎ
⑨アルコール類の過剰摂取と喫煙、ストレスが多い生活

読者のみなさんは、いくつ思い当たるものがあったでしょうか。大半に関わっているような人は要注意です。

◆——朝、固形食を食べてはいけない理由

消化不良を起こさないためには、まずは少食の習慣をつくることです。日本には「腹八分に医者いらず」や「腹も身のうち」などのことわざがあるように、昔から大食いというものがどれくらい健康を害するのかをよく知っていました。

私は「腹六分」提唱者ですが、それは「腹八分」を言った貝原益軒が生きていた江戸時代初期と現代では、食事内容が違いすぎるからです。一汁一菜や二菜といった当時と比較すると、腹七分でも多いくらいで、腹六分がちょうどいいくらいだと思います。

もともと日本人は１日２食でした。１日３食が一般化したのは、都市部で江戸時代

も中期になってからで、農村部では明治以降までさかのぼります。これは日本だけの特性ではなく、ヨーロッパやアジア諸国でも1日2食の時代は長かったのです。

人間にとって、1日2食の食習慣は理にかなっているのではないかと考えています。人類は、誕生してから何万年も飢餓と背中合わせに生きてきました。その経験から、食べないということには強いのです。

裏を返せば、**人間は飽食で生きるようには作られていないということです。**このことは、科学的にも証明されています。

人間の体内には、血糖値を上げるホルモンとしてグルカゴンやアドレナリン、糖質コルチコイド、成長ホルモンなど何種類もありますが、血糖値を下げるホルモンは、インスリンただ一つです。

飢餓のためにエネルギーを確保する備えは何重にも用意されているのに、飽食に対してはわずか1種類しか用意されていないのです。私たちの体は、飽食を想定してつくられていないということです。

前章で紹介したナチュラルハイジーンでいうと、朝は「排泄の時間」です。汗、尿、便という三大排泄を行い、体に蓄積された毒素や老廃物を排出し体を浄化するための時間です。その時間に固形物の多い、消化に時間のかかる食事を摂ると体に負担がかかってしまいます。朝は食べなくてもいい時間帯なのです。食べるにしても消化がよく、浄血作用（血液をきれいに浄化する作用）のある生野菜や果物で十分です。

１日に必要な摂取カロリーは男女、老若でも違い、仕事の内容でも違うので一概には言えませんが、１２５０～１６５０キロカロリーくらいで十分だと思います。これは、私たちが普段食べている量でいえば腹六分目あたりです。腸の健康を守るのに、この少食はとても大事です。

腸環境を保つには、腹六分目が理想的。

汚れた細胞を元に戻すファスティングのすすめ

◆―肥満や万病の元、細胞便秘を解消

毎日毎日、腹六分目を続けるのもなかなか大変です。たまにはご馳走をたらふく食べたいというのも人情です。かく言う私も、その一人です。そういう人には、ファスティングをすすめます。このファスティングは、病気と老化予防にとてもいい方法なのです。

ファスティングとは「断食」を意味する英語ですが、私の提唱する断食は酵素食を取り入れた「半断食」で、完全な断食とは少し趣きが違います。朝、昼、晩と少量の野菜や果物を口にしながら行うもので、体の酸化を防止する力もあり、体にやさしい方法です。このファスティングは鶴見式・酵素医療の根幹をなしています。

ファスティングがいい理由は、腸の汚れを回復するからです。

現代の日本人（先進諸国の人々もですが）は、腸が非常に汚れています。それはがんや心臓病、脳卒中、糖尿病などの生活習慣病が急増し、アトピーや花粉症などのア

レルギー症が蔓延《まんえん》していることでよくわかります。**腸の汚れは、血液を経て細胞の汚れに直結するため、全身100兆個の細胞には毒素が相当に溜め込まれているのです。その毒素とは、コレステロールや垢《あか》（プラーク）、中性脂肪、カビ（真菌）、病原菌、それに白血球の死骸などです。**

これは細胞の一つひとつに宿便が溜まっているようなもので、こんな毒素だらけの細胞で健康が維持できるわけがありません。細胞膜も汚れきっています。私はこのようになった細胞を「細胞便秘」と呼んでいますが、この細胞便秘は、肥満や万病の元になります。

ファスティングは、汚れた細胞を健康な細胞に戻す唯一の方法です。それは細胞の「入れ替え、再生、解毒、排泄」がスムーズに行われるからです。そのため、フランスではファスティングを「メスのいらない手術」と呼んでいるのです。

第1章で紹介した、1週間に一度断食し、酵素の消耗を避けるという長崎ペンギン館のペンギンたちの健康・長寿がとてもよい参考例です。

◆——酵素断食には副作用がない

断食時には、体外からエネルギーが供給されません。絶食によって飢餓状態になると、エネルギー源である血液中のブドウ糖（血糖）が不足します。すると肝臓に蓄えられているエネルギー貯蔵物質のグリコーゲン（動物性のデンプン多糖類の一種）が、ホスホリラーゼという酵素によって分解され、ブドウ糖が再生されます。人間のエネルギー源は糖と脂肪ですが、脳の主なエネルギー源はブドウ糖です。脳以外の臓器は、定常状態では脂肪酸を主なエネルギー源にしています。

脳のブドウ糖消費量は定常時で、1時間あたり4グラム。肝臓に蓄えられているグリコーゲンは約100グラムなので、脳の使用量からすると、持ち時間は約25時間です。しかし残量が半分ほどになると、人間は糖質以外のものを利用して糖をつくり出だそうとします。これが「糖新生《とうしんせい》」と呼ばれるものです。この作業は、約半日程度で始まります。

糖新生は、肝臓や腎臓、筋肉にあるアミノ酸（タンパク質）を使います。このアミノ酸が90パーセント、残りの10パーセントはグリセロールや乳酸、ピルビン酸を使って糖をつくります。

この糖新生の能力が減退し出したら、次は肝臓でのケトン体産生に移行します。ケトン体とは脂肪を分解する過程でつくられる3つの物質（アセトン、アセト酢酸、3―ヒドロキシ酪酸）の総称ですが、これはブドウ糖が不足したときの即効性のエネルギーで、ブドウ糖以外で脳のエネルギーになる唯一のものです。

このように体内の脂肪を燃焼させることから、ケトン体を使ったダイエット法も最近話題になっています。しかし、リスクもあります。体が酸性になり、口臭や体臭がきつくなったり、倦怠感《けんたいかん》や脳機能低下に襲われることがあります。それらの症状をケトン症（ケトーシス）といいますが、ひどくなると、昏睡《こんすい》状態に陥ることもあります。

しかし、アルカリ性食品の多い野菜や果物を食べる酵素断食や短期間の断食ではケトン症の心配もありませんので、安心して行えます。

◆―酵素断食で得られる10の効能

酵素断食で得られる効能をあげておきます。

①体内の潜在酵素が温存される

②すべての臓器が休息できる

③大腸が正常化される
④血液の質が向上する
⑤免疫力が向上する
⑥毒素の排泄効果がある（細胞便秘の解消）
⑦病気の回復
⑧適正な理想体重の確保
⑨呼吸器官、循環器官が改善する（イビキは100％かかなくなる）
⑩頭脳・感覚の鋭敏化

私の指導するファスティングは、数カ月にわたる長期のものから1〜3週間行う中期、1週間以内のショートファスティングとあります。長期のものは、がんや難病の患者さんに向けてのメニューで、梅干し、野菜、野菜のすりおろし、果物、重湯などを適宜組み合わせる数種類のコースがあります。そのときの患者さんの体調で使い分けています。

ファスティングの基本を簡単に紹介します。2日間までは「梅干し＋水」ファスティングです。3〜4日間は「野菜おろし+梅干し」ファスティング、5〜9日間は「フルーツ+野菜おろし+梅干し」ファスティングとなります。

梅干しは短鎖脂肪酸をつくり出し、かつ抗菌力がある優れた食品です。野菜おろしは強力な酵素力に低カロリー、そして水分が豊富というプラス面があります。フルーツも水分や栄養面において、とても優れています。

このように少量ですが、酵素食を取り入れながら行う、実に体にやさしいファスティングです。それでも中期、長期になると好転反応が出ることもあります（たまに短期でも出ます）。

好転反応とは、症状が改善する過程の副次的効果として一時的に見られる症状の悪化です。ファスティングによる細胞の入れ替えで崩壊した細胞の物質が、血液に流れ込み、さらに肝臓から小腸の回腸に流れ込むことで起こるのです。また新陳代謝の過程で、炎症が起きることもあります。

頭痛、肩こり、腰痛、吐き気、嘔吐《おうと》、めまいなどが、その好転反応の症状です。細胞便秘の多い人ほど、その反応は強くなります。頭痛がつらい場合は足湯、半身浴が効果的ですので試してみてください（↓217ページ）。

しかし、好転反応はファスティングを続けていくうちに徐々に薄らいでいきます。なぜなら、毒が抜け、質のよい細胞に生まれ変わっていくからです。

本書では、ファスティングの初心者向けとして半日断食と1日断食を紹介します。ごく初歩的なものですから、長期、中期の断食に必要な医師のチェックや指導は必要ありません（中、長期の場合は必ずファスティングに詳しい医師と相談しながら行ってください）。

ただ注意点が2つあります。第一はミネラルウォーターなど良質な水の補給をたっぷり行うことです。代謝がよくなり、体内の毒素が汗、尿、便となって排泄されやすくなります。

第二の注意点は、断食前と断食後の食事です。それぞれ量を控えめにし、酵素の多い生野菜や果物を中心にします。すりおろし野菜など胃腸に負担をかけないものがおすすめです。間違えても固形食のドカ食いはいけません。

ファスティングのやり方は、以下のとおりです。

◎半日コース

前日の夜7～8時までに食事を摂り、翌日の昼まで食事を摂らない、朝食を1回抜くだけの超プチ断食です。16〜17時間の断食ですが、胃腸が休まり、消化酵素の消費が抑えられます。この断食で摂るのは水だけです。

体の調子が思わしくない、少し内臓が重い、そんなときにはこの半日断食を行ってください。体がリセットされ、スッキリします。半日コースは、いつ行うという目安はありません。少し体調が気になったときに即実行してください。

◎一日コース

朝、昼、晩と、基本は梅干し１個です。体のエネルギーになり、疲労も回復するクエン酸が豊富な梅干しを毎食摂るコースです。

朝は亜麻仁油《あまにゆ》（「アマ」という植物の種から抽出された油）を大さじ１杯、夜は大根おろし（５センチ）に、きゅうり、セロリを１本ずつ食べます。塩や味噌をつけて食べてもかまいません。24時間の断食で疲れた胃腸が休まり、体内の毒素もしっかりと排出できます。

行う目安としては、月に二度ほどです。週末の一日をファスティングに費やすのは心身のリセットになり、気持ちも充実します。

体調や気分が乗ったら、２日コースに挑戦するのもいいでしょう。基本は１日コースと同じですが、野菜のすりおろし（大根5センチ、しょうが3センチ、にんじん3分の1本などを適宜）にドレッシング（醤油少々、黒酢少々、亜麻仁油大さじ1、「羅《ら》漢果《かんか》（ウリ科のつる植物）顆粒」小さじ1）をかけたものや、バナナ1本、りんご半分などの果物1種類をどこかの食事に加えてもいいでしょう。

　定期的なファスティングは、理想体重の維持や循環器官の改善に大きな効果を果たします。ぜひみなさんに実行してほしい健康習慣です。ただし、無理なダイエットは絶対にやめること。断食は体の様子を見ながら慎重に行うことが大事です。

ファスティングは、体内酵素を温存する。

第3章

腸を毒素から守る

腸を汚染する、現代の恐ろしい食環境

◆──日本の食が狂い出した1970年代

人間は、どうして食物を食べるのでしょうか。「答えなんかない、それは食べたいからに決まっている」と切って捨てる人もいるでしょうが、答えはあるのです。シンプルですが「エネルギーを得て活動するため」です。摂取した栄養をエネルギーに変え、自分の子孫を残していくため、人類が生まれてから数十万年永々と続いてきた生命の営みです。

それは、動物も同じです。「生きるために食べる」、その生命の本能に従っている野生の動物は必要な食べ物以外は口にしません。必要以上の栄養も摂らず、無駄な殺戮《さつりく》もしないのです。だからでしょう、彼らには慢性病というものがありません。

ずっとはるか以前の人間も同じだったのでしょうが、人間は道具を発明し、火を自由に操るようになり、肉も野菜も、魚介類も、穀類も、海藻も、きのこも、地球上にある食べられそうなものは何でも食べてきました。人間ほど、貪欲な雑食動物もまた地球上にいないのだろうと思います。

こうして得たさまざまな栄養が、人類を進歩させていったのも間違いありません。しかし、人類は文明とともに食も進歩し、それに伴うように病気もまた徐々に増えていきました。それでもここ数千年は、病気の増加ぶりもゆっくりとした流れだったのです。

現代の日本を見てみましょう。千年、二千年とほとんど変わらなかった、その食の変遷、変貌《へんぼう》ぶりは目を覆いたくなります。そのきっかけとなったのは昭和20年の終戦ですので、まだ70年足らずです。

アメリカ文化の流入、経済の復興もあり、日本人の食習慣は一気に変化していきました。要するに肉をどんどん食べ出したのです。なかでも、その決定打となったのが1970年代初頭のファストフードの日本進出です。

ハンバーガー、フライドチキン、ピザ、アイスクリームなどのチェーン店が日本に押し寄せ、人気を博しました。日本の食習慣が加速度的に変わっていったのが、この時期です。コーラなどの普及も、変化を後押ししていきました。

同じ時期、アメリカでは、心臓病、がん、脳梗塞《のうこうそく》、糖尿病などの生活習慣病が急増していました。そのため国民医療費が増大し、その負担額は国家財政を圧迫するほどだったのです。その後政府は、国家の威信をかけて国民の健康改善のための「食の問題の調査・研究」に取り組み始めました。これが「がんや心臓病などのさまざまな慢性病は、肉食中心の誤った食生活が生み出した〝食原病〟であり、薬では治らない。直ちに食生活を改善する必要がある」とした、マクガバン・レポート（1977年）につながっていくのです。5000ページにも及ぶこの膨大なレポートは、それからのアメリカの健康政策を大きく変えていくことになります。

アメリカが食の改革を始めたと同じ時期に、日本では加速度的に食の崩壊が始まり出したというのはなんとも皮肉な巡り合わせです。

◆―毎日、知らない間に食品添加物を食べている

がん、糖尿病の二大国民病を筆頭に、現在の日本の病気の惨状はひどいものです。その根本原因に、食を取り巻く環境の変化があります。本来の、自然では考えられないほど食が大量生産されているのです。その大量生産を支えるのが加工、保存のために使われる食品添加物であったり、野菜、果物の栽培に使う農薬だったりします。こ

れらはまた、体内酵素を大量に浪費させるものでもあります。

食品添加物とは、加工食品を作るときに製造や保存に用いられる甘味料、調味料、着色料、保存料、酸化防止剤、漂白剤などのことですが、安い材料を改良・補強して色彩、香り、味を整えるために使われています。

現在日本で認められている添加物は、８００余種もあります。なかには腐敗防止のために、これらを加えないと食中毒の危険性のあるものもありますが、指定されているものの中には発がん性などのリスクが心配されているものも多々あります。

たとえば、ハム、ソーセージなどの畜肉加工食品、蒲鉾《かまぼこ》などの水産加工品などに使用されていた「アカネ色素」という着色料は、２００４年に発がん性を理由に使用禁止にされています。使用禁止にするのはいいのですが、それまでは安全ということで、ずっと使われてきていたのです。禁止以前に食べていた人たちの安全はどう考えているのでしょうか。想像すると怖いものがあります。

添加物の安全性は、動物実験で確認されているとはいいますが、この過剰使用が私たちの健康を蝕《むしば》んでいくというのは疑いようもないことです。**現在の日本は、添加物の入っていない食品のほうが珍しいくらいで、食卓には食品がのっているというより**

添加物がのっているといったほうがいいくらいです。

要注意の添加物をあげておきましょう。防カビ剤のオルトフェニルフェノールやジフェノール、発色剤の亜硝酸《あしょうさん》ナトリウムと硝酸ナトリウム、漂白剤の亜硫酸《ありゅうさん》ナトリウムと次亜硫酸ナトリウム、保存剤のソルビン酸と安息香酸《あんそくこうさん》ナトリウム、着色料のタール色素、酸化防止剤のエリソルビン酸ナトリウム、かんすいのポリリン酸ナトリウム、調味料の5'グアニル酸２ナトリウム、イーストフードの臭素酸カリウムなどがそれです。商品のラベル表示を見て、それらが含まれている食品には手を出さないのが賢明です。

◆──ミツバチがいなくなる農薬の怖さ

農薬といえば、１９６２年にアメリカで出版されたレーチェル・カーソン女史の『沈黙の春』があまりにも有名です。この本でＤＤＴ、ＢＨＣ、ディルドリンなどの有機塩素系農薬の危険性を訴えました。これらの農薬が〝小鳥も歌わず、ミツバチの羽音も聞こえない沈黙の春〟をつくると警告したのです。

これを契機として、残留性の高い農薬が環境汚染や食物連鎖による生物濃縮（生物に蓄積しやすい物質が上位捕食者に集中していく現象。人間は最終捕食者）、それに伴う慢性毒性などが懸念されたため、世界各国で規制措置がとられるようになりました。日本も、これらの有機塩酸系農薬は１９７０年代には使用禁止になっています。人畜に対する急性毒性が強く、中毒事件も多発したからです。

その後、低毒性ということで、それに代わる有機リン系農薬が普及していきましたが、これも神経毒性が指摘されました。こうして開発されていったのがネオニコチノイド系の農薬です。

ニコチノイドとはタバコ葉に含まれるニコチン、ノルニコチン、アナバシンの類縁化合物アルカロイドを指し、ヒトなど哺乳類《ほにゅうるい》には比較的毒性が低いといわれて注目を集めました。そのため、この新農薬はあっという間に広がり、世界で最も使用されるようになっていったのです。

しかし、このネオニコチノイドも大変な毒物だったのです。ミツバチに大打撃を与えました。「蜂群崩壊症候群《はちぐんほうかいしょうこうぐん》」（ＣＣＤ）が２００５年に岩手県で出現し、なんとハチの８割が死んだのです。岩手県の養蜂組合は訴訟しましたが、岩手県に続いてミツバチが死に絶える被害は北海道、神奈川、長崎と全国に広がっていっています。被害にあった養蜂家の言葉が、その壮絶さを一言で言い表しています。

「これまでの農薬が手榴弾《しゅりゅうだん》だとしたら、この新農薬は原爆だ」

ネオニコチノイドの怖さは、生物の神経回路を遮断する神経毒にあります。ミツバチは、方向感覚や運動感覚、脳を冒されると死滅します。帰巣本能を阻害されるからです。それまでの農薬は、散布場所から100メートル以内に近づかなければ安全でした。ところが、ネオニコチノイドは半径4キロ以上を汚染します。無色無臭で見えない霧となって汚染していくのです。

ミツバツの大量死は、ミツバチの死のみにとどまりません。ミツバチは蜜を集めるときに花粉を媒介します。ミツバチはこれら植物の80パーセントの受粉に関わっていますので、ミツバチの死は植物の死も意味します。

アメリカでも多数の州でミツバチが消えました。全米で4分の1、240億匹以上のミツバチが忽然《こつぜん》と姿を消したのです。アメリカは、このネオニコチノイドを大幅に減らしました。

フランスの最高裁は、ネオニコチノイド系農薬がCCDの原因になったと断定し、販売禁止の判定を下しています。次いでデンマーク、ドイツ、イタリア、スウェーデン、スペインと続きます。そしてついに2013年5月、EU(欧州連合)は、この農薬を2013年12月から全面禁止にすると発表しました。しかし、日本は禁止しません。日本の田んぼや畑から、ホタルもイナゴも蝶も、赤とんぼも、ドジョウもタニシもいなくなる可能性があるのです。

ネオニコチノイドの怖さはこれらの昆虫だけでなく、植物にも動物にもヒトにも影響を与える可能性があることです。ヒトも昆虫も神経系の基本構造はいっしょなので、ヒトの脳への影響、とりわけ胎児、幼児など脆弱《ぜいじゃく》な発達脳への影響が懸念されています。

そのリスクはまだあります。ネオニコチノイドは水溶性ですので、土壌深く汚染し、蓄積すると食物の奥深くに残ってしまいます。これでは、食物の栄養価も激減します。おまけに日本ではネオニコチノイドの残留基準が甘く、桃や梨、りんご、ぶどうなどの果物の基準は、EU諸国やアメリカと比較すると数倍から数百倍も甘くなっているのです。

日本は本当に農薬大国で、全世界の農薬生産量の実に32パーセントが散布されています。一反あたりでは、アメリカの9倍もの量になります。**日本の野菜の栄養価が、**

この50年でほとんど半分以下、なかには1桁、2桁まで低下しているものもあります（→図3–1）。日本の農業が戦後、農薬をいかに激しく使ってきたのかがよくわかる数字です。

農薬の大量使用で、土壌も荒れ果てています。土の再生、土を元に戻すというのも農業だけに限らず、今後の日本にとっての大きな課題です。いくつかの企業でも、微生物を使って土地を蘇《よみがえ》らせるという活動をしていますが、これからの農業、広く見れば日本のあり方を考えるうえで、このような運動の広がりは欠かせないものだと思っています。

◆――おいしいものは体に悪い

これが、現在の日本を取り巻いている食環境と健康に関する現実です。中国からは毒にまみれた食品がどんどん入ってきて毎日のようにニュースで取り上げられていま す。

農薬話の続きで言うと、外国から輸入される穀物や野菜、果物への害虫、カビ防止のための防腐・防虫剤散布（ポスト・ハーベスト）の問題もあります。これらは収穫

▶図3-1 激減する野菜の栄養価

栄養素	野菜	1950年	1963年	1980年	2005年
ビタミンC	ほうれんそう	150	100▼	65▼	35▼
	カリフラワー	80	50▼	65	81
	小松菜	90	90	75▼	39▼
	春菊	50	50	21▼	19▼
鉄分	ほうれんそう	13.3	3.3▼	3.7	2.0▼
	にら	19.0	2.1▼	0.6▼	0.7▼
	春菊	9.0	3.5▼	1.0▼	1.7▼
	わけぎ	17.0	1.2▼	0.5▼	0.4▼
カルシウム	日本かぼちゃ	44	44	17▼	20▼
	西洋かぼちゃ	56	56	24▼	15▼
	せり	86	86	33▼	34▼
	あさつき	85	85	120	20▼

ビタミン、ミネラルの量と酵素の量は相関関係にある。
ビタミン、ミネラルが減ることは酵素が減ること。

＊『日本食品標準成分表』より
＊日本の産地7カ所の平均値（100gあたりの含有量・単位はmg）

前に散布される国産品に比べ、桁違いに残留農薬が多いことが問題視されています。くしくも現在、ＴＰＰ（環太平洋戦略的経済連携協定）問題が姦《かしま》しいですが、日本が参加という道を選択すれば、大量の食料が外国から流れ込んできます。もちろん、もの の価格は安くなり、消費者は経済的には潤うのでしょうが、健康面ではいかがでしょうか。これもまた、これからの日本を取り巻くだろう近未来の現実です。

しかし、この状況をすべて取り外し、昔に戻ることは不可能です。誤解を恐れずに言うならば、現代の消費者にも問題がないわけではありません。それが**どんな食品であれ、安価で、見栄えがよく、安全である、ということを求めているからです。そのために、保存料や殺菌剤をはじめ、着色料や発色剤が必要になり、寄生虫や病原菌からの害を防止するために農薬を使い、生産効率を上げるために成長ホルモンを使うという方法がとられているからです。**消費者のニーズに応えようとすればするほど、化学物質の量も増えていくというわけです。

農薬や添加物、有害物質を使用していない自然食品は、ごく一部の人たちにしか流通していません。１００パーセント化学物質を使用しないということを徹底すれば、現在の食品流通機構は崩壊し、結果、私たちの食生活は終焉《しゅうえん》せざるを得ないということとになります。

現代の食文化の多様性と、現代人の嗜好《しこう》の変化もあります。人間はなぜ食べるのか、と本章の冒頭で書きましたが、「それはおいしいものを食べるため」と答える人もいるのではないでしょうか。私もおいしいものを食べるな、とは言えません。美食は生きている喜びの重要な要素の一つなのですから。

ただし、「おいしいものは体に悪い」のも事実です。肉はおいしい。タンパク質が変化したイノシン酸は、最大の旨み成分です。刺身なら、脂ののったマグロの大トロが旨い。砂糖たっぷりの甘いものもおいしい。牛乳や乳製品も美味です。しかし、これらの食品の摂り過ぎは、間違いなく体にダメージを与えていきます。牛や豚の動物の肉などは、週に2～3回くらいでちょうどいいのです。

さらに、子どもにも肥満が急増しています。その子どもたちが好物で、小児成人病になりやすいメニューの頭文字をとって次のように言います。

〈ハハキトクオカーサンラヤスメ〉

それらの食品とは、ハンバーグ、ハムエッグ、ギョウザ、トースト、クリームシチュー、オムレツ、カレーライス、サンドイッチ、ラーメン、ヤキソバ、スパゲッティ、メダマヤキです。どれもがたいていタンパク質が多く、脂っこいものです。旨いものはだいたい脂っこく、タンパク質が多いのです。

しかし、これらの食品の常食は血液を汚し、病気を作る大元になります。では、これらの食品を全部食卓からなくさなければいけないのでしょうか。

これからその対策を考えたいと思います。そのためのキーワードは、

〈コトマゴワヤサシイ〉

つまりは、穀類、唐辛子（香辛料）、豆、ごま、わかめ（海藻類）、野菜、魚介、しいたけ（きのこ類）、いも類の摂取です。

腸を汚染するもの——添加物、農薬、おいしいものの食べ過ぎ。

腸をきれいにする対策　その1

◆―再び食物繊維。その毒素を吸着してくれる力

デトックスとは、解毒・浄化という意味で、体内の有毒物・老廃物を排出することです。そのためには、毒素吸着がとても重要です。第2章で腸の健康について述べましたが、腸内で添加物などの有害な毒素や細菌を吸着し、便とともに排泄するという作業がきちんと行われれば、人間は病気にならずにすむのです。有害なるものを吸着し捨て去る力、その力が強いか弱いかが人体を健康に保てるか、病気に陥ってしまうのかのわかれ目となります。

この毒素吸着を行うもので最も役立つのが、「繊維」です。第2章で、食物繊維が腸内細菌のエサになり、短鎖脂肪酸をつくるという話を紹介しました。そのときにも食物繊維の働きの一つとして毒素吸着にも触れていますが、ここではそれに特化して述べてみたいと思います。

米やいも類のセルロース、りんごやみかんのペクチン、こんにゃくのグルコマンナ

ン、わかめや昆布などの海藻にあるアルギン酸やフコイダンなどの食物繊維は、人間の腸の中で消化も分解もされないので、一時は無用の長物と見なされている時期もありました。

しかし、昔の人のほうがわかっていたのです。「こんにゃくは腸の砂おろし」という言葉があります。これは、こんにゃくに含まれる成分が腸内の余分なものを排泄するということを指しているのですが、要はデトックスです。昔の人は、科学的なデータがなくても経験から「解毒」ということがわかっていたのですね。

摂取されたタンパク質は、胃や腸で消化されアミノ酸として体内に吸収されます。ところが腸内細菌の悪玉菌は、吸収されなかったタンパク質やアミノ酸から、アミン、アンモニア、硫化水素、フェノール、インドールといった腐敗産物や細菌毒素、発がん物質をつくり出します。これが窒素残留物です。

それらが体に吸収されると、すぐに体に影響を与えなくても、次第に肝臓、心臓、腎臓《じんぞう》、脳などに負担を与えていき、やがては病気となって体に障害を起こしてしまいます。高タンパクに偏った食事が体によくないと言われ出したのは、こうした理由からです。

たとえば、腐敗産物のアンモニアは、本来は肝臓で解毒されて尿素になりますが、肝機能が低下するとアンモニアは解毒されず、その血中濃度が高くなって脳障害を起こす一因になってしまいます。同じく腐敗産物のアミンもさまざまな仲間があり、微量でも人体に有毒な働きをします。これが、前章の「消化不良」の項で説明した「腐敗」現象で起こる害です。

食物繊維は、これら腸内で生み出される有害物質の害を取り除いてくれるのです。
食物繊維が有害物質の害を取り除く働きは、大きく分けて次の４つです。

①消化物の腸内での通過時間を短くする

②腸壁を刺激して蠕動《ぜんどう》運動を促進し、排便を促す

③有害物質を薄める（繊維には水分を溜め込む性質があり、これによって腸の内容物の体積が増えて有害物質を薄めます）

④有害物質を吸着して、体外に排出する（腸の中でだぶついているコレステロール、脂肪、糖、食物の残留農薬、ダイオキシンなどの発がん性のある合成化学物質、窒素残留物などを抱きかかえて便とともに捨て去る）

食物繊維を豊富に摂る食事としては、煮物がおすすめです。ごぼう、たけのこ、しいたけなどの入った筑前煮、大豆やにんじんが入ったひじきの煮物などは食物繊維の宝庫です。繊維の多い生の野菜は、酵素やビタミン、ファイトケミカルもたっぷりと摂れるので、とても体にいいのですが、なかなか量が摂れません。酵素やビタミンCなどは失ってしまいますが、食物繊維の量を摂るなら、やはり煮物です。ご飯は玄米や胚芽米、雑穀を混ぜると食物繊維を多く摂れます。

◆生食60パーセント、加熱食40パーセントが理想の比率

私は酵素が摂れる生食をすすめていますが、100パーセントの生食ではありません。理想とする食事のバランスは「酵素を含む生食が60パーセント、加熱調理した料理が40パーセント（もしくは50対50）」です。その理由として、アミノ酸やビタミンB群のように生野菜や果物だけではどうしても不足する栄養素があるからです。全体の約2割は、肉類や魚介類などの動物性食品が必要になります。

また、加熱したほうが栄養価の高まる食品もあります。大根やしいたけなどは生より干したほうが繊維もミネラルも豊富になり、にんじんは炒めたり、茹でたりしたほ

うが栄養は吸収されやすくなります。煮野菜にすると、細胞が破壊され内部の栄養が吸収されやすく消化もよくなります。もちろん酵素は失活しますが、生の野菜と併用して食べることで栄養面、消化面の両方を充足できるのです。先に述べた食物繊維も、煮野菜にすると豊富に摂取できます。

１日の野菜摂取量は、４００〜５００グラム以上を目標にし、半分以上を生の野菜、残りを加熱した野菜で摂るようにしたいものです。

◆──玉ねぎ、ブロッコリーは毒出し野菜

水銀、鉛などの有害ミネラルの多くは、魚や野菜などの食物を介して体内に侵入してくるので、野菜などはできるだけ無農薬の、有機栽培されたものを選ぶというのも有効な手段です。無農薬のものを手に入れにくいのであれば、流水でよく洗うと農薬はある程度落とせますし、肉、野菜は湯通しすることで有害成分は洗い流せます。このひと手間が体を守るのです。

料理のつけ合わせに使われるねぎやにんにく、しょうが、わさび、大根おろしなどの薬味には、有害成分を除去する働きがあります。料理の味も引き立てますので、た

っぷり使うようにすれば有効です。たとえば、にんにくは細かく切ったりおろしたり、あるいは油で炒めることで出てくる、スコルジニンという成分が細胞の代謝を促し、有害成分を排出する働きをします。炒め物や煮魚に利用すると効果的です。しょうがは体を温める効果が有名ですが、辛味成分のジンゲロールにはわさびと同じような殺菌作用と発汗作用があります。

にんにく同様に、ねぎや玉ねぎ、にらなどに含まれている硫化アリルにもデトックス効果があります。あのツンとくる匂いの成分のもとが、肝臓の解毒を強くするのです。この効果はキャベツ、ブロッコリー、わさびなどに含まれるイソチオシアネートにもあります。

有害物質をキレートする（挟み込んで出す）ペクチンやアルギン酸などは、蓮根、オクラ、トマト、りんご、もずくなどの海藻類に、ケルセチンは玉ねぎ、アスパラガス、ブロッコリーに多く含まれています。

毒素をくっつけて出すものは、ごぼうのイヌリン、こんにゃくのマンナン、にら、ねぎ、玉ねぎ、にんにくなどのセレンです。ほかにも里芋のガラクタン、ごぼう、長芋のセルトースなどもあります。

こうして並べてみると、**玉ねぎ、ブロッコリー、ねぎ、にんにく、ごぼうがよく出てきます。それらに含まれているいろいろなデトックス成分がそれぞれに絡み合い助け合いながら、体の浄化を果たしてくれています。**

一つひとつの成分の名前を覚える必要はありませんが、これらの食材を摂ることが体の浄化に役立つということは、ぜひ知っておいてほしいことです。

毒を吸着して、浄化する食品を意識する。

腸をきれいにする対策　その2

◆「黒焼き」という昔ながらの知恵

日本の医学は、江戸時代までは東洋の経験的な医学（漢方）に頼ってきました。また多くの人は、専門的な勉強をした医師にかかることはできず、家庭や近隣に伝わる民間療法によって治療してきました。それは現在も〝おばあちゃんの知恵〟的なものとして残っています。昔からの民間療法には、実に効果のあるものが少なくありません。薬草などの教えもその一つです。

そういった民間療法の一つに、黒焼きがあります。植物や木の実、小動物を真っ黒に焼いて焦がしたものをいろいろな病気の薬にするというものです。

たとえば、下痢のときには「梅干しの黒焼き」、ぜんそくには「昆布の黒焼き」、利尿作用には「大根の黒焼き」、咳《せき》止めには「かぼちゃのヘタの黒焼き」、おねしょには「かやの実の黒焼き」、扁桃腺《へんとうせん》が腫《は》れたら「のびるの黒焼き」、肺結核には「うなぎの黒焼き」、腫れものには「梅の核の黒焼き」、胃潰瘍《いかいよう》には「じゃがいもの黒焼き」といったぐあいです。

風邪をひいたときには「みかんの黒焼き」というのもあります。火鉢に網を置き、みかんを皮つきのままのせて時々転がしながら、皮が炭のように真っ黒になるまで30分ほどかけて焼き、熱々のうちに皮をむいて食べると、食べ終わる頃には体がポカポカになるので風邪には大きな効果があるといわれています。

科学の分野、薬学の世界では、黒焼きは迷信として片付けられているのでしょう。それは薬効の証明ができないからです。証明ができないから、「効く」とはいえないということです。しかし、です。やってみると意外に効いたりする。

数年前に『JIN-仁-』というテレビドラマが大ヒットしました。現代から江戸末期にタイムスリップした医者が現代医療の知識を駆使しながら大活躍するという感動ストーリーでしたので、いまでも覚えている方は多いと思います。

その中にこんな場面がありました。毒を飲まされた武家の奥方の治療に、備長炭をすりつぶして飲ませるというシーンです。活性炭の吸着作用、黒焼きの解毒作用を利用するシーンです。なるほどな、と思いながら見ていた覚えがあります。

大正時代から昭和の初期に書かれた『黒焼き療法五百種』という本があります。その著者である医学博士の田中吉左衛門は、その本の中で次のように書いています。

「いわゆる黒焼きは、（略）加熱によって変化しかけた諸種の有機物を含んでいることは容易に想像できます。

おそらく、かかる変性した物質の中には、いかに精密に分析しても化学的にはわからない物質も多分に含んでいるかも知れないわけであります。ある特殊の薬種（動物、植物）の黒焼きが特殊の病気に効く、という事実から考えますと、右に述べたように化学的に証明できないような一種の物質を含んでいると考えていっこうに差し支えないはずです。（略）

したがって黒焼きが効くということは、それが効いた事実だけでたくさんで、その成分がわからないという理由だけで、これを一笑に付すことはつつしまなければなりません」

エビデンスはない。しかし、効いたという臨床的なエビデンスなら山とある、ということですね。

古臭いといわれる療法でも真実なら残るのです。効く、そして副作用がないということは、それだけで十分に使う価値があります。今後、私たちがそこのところを深く科学的に証明していけばいいのだと考えています。

◆—玄米、味噌が放射線に効く!?

そんな黒焼きの中でも「玄米の黒焼き」は、昔から「玄神」と呼ばれ、免疫力強化に役立つことで知られています。風邪はもちろん、さまざまなウイルス性疾患、リウマチ、神経症、そして極めつけは、がんにまで効くといわれていることです。その効能の多さ、強さから、神の名が使われているくらいです。

作り方はこうです。玄米を真っ黒になって煙が出るまでフライパンで炒ります。それに自然塩を少量加えて2時間ほど煎じ、茶こしでこして飲むのです。

玄米の黒焼きが、なぜいいのでしょうか。それは高温、遠赤外線の多い土鍋などでローストするため、ミネラルがイオン化し、マイナスイオンの生きたミネラル玄米粉になることです。これは活性酸素へのスカベンジャー(掃除人)となります。

もともと玄米は栄養が極めて豊富で、繊維もたっぷりと含んでいます。そのため、がんも含めた慢性病をかかえている人は、玄米中心の酵素食に変えてもらうだけでよくなっていきます。

その理由は、玄米はエネルギーがとても高いことです。精米の過程で白米が捨て去ってしまう胚芽やぬか層（果皮、種皮）に穀物が保有する生命の栄養素が詰まっているのです。

ビタミンB群やビタミンE、ミネラル、食物繊維、酵素などの栄養分です。ぬか層にはリグナンやフィチン酸といった強力な抗酸化物質もあります。フィチン酸には抗酸化だけでなく、もう一つ毒素吸着という特筆すべき能力があります。

放射線や重金属類、さらには発がん物質と結合してそれらを包み込んで体外に排出してくれるのです。現代人は農薬、洗剤、食品添加物、医薬品などのおびただしい化学物質にさらされていますが、フィチン酸はこれらの毒素を排泄してくれます。

原爆投下後の被爆者治療に、玄米の力を証明するエピソードが残っています。長崎の爆心地の近くで被爆者の治療にあたった浦上第一病院の医長、秋月辰一郎医師（1916〜2005年）とその部下たちの体験がそれです（『体質と食物』クリエー出版）。

秋月氏はスタッフに砂糖を厳禁し、玄米とわかめの味噌汁を半強制的に食べさせながら、被爆者の治療にあたったといいます。その食事を守りながら、治療にあたっていた医師や看護師は、なんと一人も原爆症を発症しなかったのです。

ほかにも原爆症に苦しんでいた女性が玄米食を始め、原爆症を克服したというエピソードもあります。私の友人に町田宗鳳さんという宗教学の教授がいますが、彼の近著『人の運は「少食」にあり』（講談社＋α新書）の中で紹介されている平賀佐和子さんという、現在70代半ばになる女性の体験です。

彼女は8歳のとき、広島の爆心地から2キロの地点で被爆しました。髪の毛から足の裏までに及ぶ全身の大やけどです。

奇跡的に一命は取り止めましたが、ケロイドはひどく、夏場はその傷跡からウジが湧きました。それでも生き延びられたのは毎日梅干しを欠かさず食べたからだろう、というのが本人談です。

その後、大学生になった彼女は、玄米が体の浄化作用をするということを知り、玄米食に行き着きます。すると、始めてから数カ月で実際に彼女の体には変化が生じたのです。焼け爛《ただ》れたケロイドの皮膚がポロポロと剝《は》がれ落ち、次第に髪の毛も眉毛も元どおりに戻ったといいます。その後、結婚もして、7人の子どもも産み育てています。玄米食で育てた子どもたちにも原爆症的な症状は少しも出ず、全員が現在も極めて健康といいます。

原爆症が治った、また爆心地近くに常在しながら発症しなかったという奇跡的なできごとは、薬や注射が起こしたのではありません。食物の命が人間の命を救っているのです。

それらのエピソードで紹介されているのは、玄米、梅干し、わかめ、味噌です。これらの食品は、第2章で紹介した免疫力を上げる「短鎖脂肪酸」を作る材料です。その有機酸が、大車輪で体に働いたことは容易に想像できます。

東日本大震災で起こった福島第一原子力発電所の事故でいま最も気がかりなのは放射線の問題です。大気中の放射線だけでなく、食物を通した体内被曝も心配されています。しかし、自分で自分の健康を守るというヒントが、これらの紹介したエピソードから与えられています。それは、まず食を正すことです。

玄米を含めて麦やあわ、ひえ、きびなどの未精白の五穀米は栄養と抗酸化成分の宝庫です。一説には人体に必須とされる微量ミネラルの70パーセントが、未精白の穀類に含まれているといいます。ただし、重要な注意点が一つ。胚芽部分には農薬などの成分が蓄積しています。**玄米や胚芽米に蓄積した農薬は、野菜のように洗っても落ち**

ません。そのため、無農薬・低農薬のものを選ぶことが野菜、果物以上に大切になります。

昔からの知恵も利用する。

毒素を出す量で腸内をチェックする

◆意外に長寿だった縄文人の秘密

私は、診察時に患者さんの便の状態を非常に気にするという話を前章でしました。腸内の状態、そして健康を判断するのに便は最適だからです。この項では健康に大きく関わる便の量の話をしましょう。

現代の日本人の便量はだいたい130〜180グラムですが、パプアニューギニアの原住民たちは1日1000グラムほど排便するといわれています。彼らの主食はタロイモですので、毎日大量の食物繊維を摂っています。そしてきわめて健康です。これは人種が違うから、という一言では説明できません。私たちの祖先である縄文人も相当な量を排泄していたのです。最近の鳥浜貝塚（福井県）などの発掘調査からわかってきたことですが、1日1000グラムほどの量と推測されています。雑穀や野菜、果物、木の実や海藻などが主に食べられていたのですから、その量の多さは納得ができます。

その縄文人にまつわるおもしろい学説が最近、話題になりました。平均寿命は30歳前後の短命、と伝えられてきた縄文人たちは意外にも健康で長寿だった、という説です。65歳以上が全体の30パーセント以上を占めていたと、２０１０年に聖マリアンナ医科大学の長岡朋人講師が発表しました。９つの遺跡の出土人骨の調査・研究から導き出しています。

いまでは考古学者、人類学者たちにも概ね、肯定的にその説は評価されています。私も、彼らの便の量からして縄文人たちは、たしかに長生きだったのだろうと思っています。それくらい便の量の多さは、健康にとって大事なものなのです。

◆——便量が減少している日本人

便量の減少は、腸内細菌の減少を意味します。戦前の日本人は免疫力が非常に高く、便の量も先進国ではトップクラスでした。ところが、現在は前に述べたとおりです。便秘症の若い女性の便は80グラムしかなかったという調査結果もあります。そうした女性の免疫力がどうなっているか、とても心配です。

水分を除く糞便の半分は、腸内細菌やその死骸です。食品添加物は、腸内細菌の大

敵です。そのため食品添加物を多く含む食品をいつも摂っている人は腸内細菌が少なく、働きも悪いのです。そのため便も小さくなるのです。

食物繊維の多い食品を意識して摂ることです。食物繊維は、腸内細菌のエサで、添加物や毒素などを吸着してくれます。便量を増加させることが、美容と健康への早道だと思えば、また違った覚悟ができるものだと思います。

便量を増加させると、毒素もたくさん排出する。

第4章

酸化から体を守る

もう一つの毒素、活性酸素

◆日本は大酸化時代

本章では、「腸」から離れ、体の酸化ということを考えてみたいと思います。しかし、この「酸化」への対応も、ここまでの章で紹介した「酵素」と「食」に大いに関係があるのです。

体を酸化させるものは、活性酸素です。この活性酸素を生み出すものも、現代の日本には溢《あふ》れています。第3章でも説明した、現在の私たちの周りにある化学物質です。加工食品に含まれている食品添加物、大量のリノール酸、中国からの汚染食品の流入。

携帯電話機器やパソコンなどは、いまや生活に欠かせません。電子レンジ、テレビ、冷蔵庫、照明も含め、身の回りにある電化製品による、その電磁波障害は目に見えないということもあり、私たちが想像している以上のリスクがあります。駅の改札も、ICカードをピッと通すシステムです。侵入してくるそれらの電磁波を、体は異物と判断し、活性酸素で防御しようとします。

日本では、電磁波について問題視されることは、最近少なくなってきていますが、ヨーロッパなどでは、その弊害が一般に認識され、保険も適用されているほどです。

大気を見てみましょう。近年、中国からの微小粒子物質ＰＭ２・５が黄砂とともに襲いかかっています。車の排気ガスや工場の煤煙などから生まれるこの有害物質は、肺や気管に大きなダメージを与えます。

ＰＭ２・５の発生にも関連している硫黄酸化物による汚染や窒素酸化物による酸性雨被害など、環境問題も深刻です。そして農薬の害。安全といわれる水も、雑菌を取り除くために塩素が混入されています。

ストレスも、現在の日本人には大きな問題です。経済不安、収入不安、雇用問題、人間関係、健康不安など、その原因を探れば、次から次へと出てきてあとを絶ちません。いまを生きる日本人の心は、ストレスで痛めつけられているといっても過言ではありません。

いくつも並べてきましたが、これらの事柄は私たちの健康に大きな爪痕《つめあと》を残していきます。活性酸素が過剰に発生するからです。体内で除去しきれないほどに残った活性酸素は、私たちの体を攻撃し、「酸化」させていくのです。

◆——30年前の1000倍発生している活性酸素

酸素は、私たちの体になくてはならない必要なものです。人間の体を構成する元素は酸素、炭素、水素、窒素、リンなどがありますが、酸素はなんと全体の65パーセントを占めています。酸素がなければ、私たち人間は生きていけないことがこのことからもよくわかります。

その酸素にも、毒があります。活性酸素という毒の存在が世の中に知られるようになったのは、1980年代になってからです。

まだその存在が知られていなかったそれ以前には、全国の産婦人科病院である悲劇が起こっていました。それは未熟児網膜症です。1歳未満の乳児の網膜は、未発達な状態ですが、その未熟児たちの成長に酸素がよい結果をあらわすとして50パーセントの高濃度酸素室に赤ちゃんを入れたのです。その結果、すべての赤ちゃんが全盲になってしまいました。活性酸素の毒に冒されたのです。

体内に取り入れられた酸素は、細胞内にあるクエン酸回路でエネルギーを作るときに燃やされますが、このときの〝燃えカス〟で生み出されるのが、活性酸素のスーパーオキシドです。呼吸で取り入れた酸素のうち、2〜4パーセントは活性酸素になるといわれているので、人間が生命活動を行っている限り、活性酸素の発生を止めることはできません。

活性酸素は、フリーラジカルの一種です。フリーラジカルとは「ペアになっていない電子を抱え、非常に反応しやすくなっている原子や分子」のことです。文字どおり、「自由」で、「過激」な暴れん坊で、ほかの分子から強引に電子を奪い、安定しようとします。その数は、現在わかっているだけでも数千種類あるといわれています。

そのフリーラジカルの親分格が、活性酸素です。活性酸素は、大きく分けて４種類あり、発生順に、**スーパーオキシド、過酸化水素、そしてヒドロキシラジカルとなります。**そのほかに紫外線を浴びて発生する一重項酸素《いちじゅうこうさんそ》があります。それらが及ぼす弊害は凄《すさ》まじく、老化やがんをはじめとする２００種類以上の病気の原因になるといわれています。

酸化とは、物質に酸素が化合する反応ですが、これらの活性酸素は通常の酸素の１０００〜１万倍の酸化力があるのです。この中で一番問題なのはヒドロキシラジカルです。ヒドロキシラジカルのような毒性の強い活性酸素が細胞を傷つけ、細胞核の中の遺伝子やミトコンドリアの遺伝子に影響を与え、がん細胞をつくってしまうのです。

しかし、こんな活性酸素にも利点はあります。保有している、その強烈な毒性でウイルスや細菌など体内に侵入した病原体や異物を殺すことです。その実行役は、貪食《どんしょく》細胞のマクロファージやリンパ球の好中球です。ただ、増えすぎると活性酸素は大変なことをしでかします。自分の体を攻撃し、大きな弊害を起こしてしまうのです。

活性酸素を発生させるのは、エネルギーの産生時だけではありません。それが冒頭に縷々《るる》述べた事柄です。

食品添加物を例にしましょう。保存剤や防腐剤などの添加物が体内に入ると、体は解毒作用のある酵素を分泌《ぶんぴつ》し、添加物を解毒しますが、このときに活性酸素が発生します。

ストレスもそうです。ストレスを受けると、副腎皮質ホルモンが分泌され、その刺激に対抗しますが、この副腎皮質ホルモンは合成されるときも、分解されるときも、その両方で活性酸素を発生させてしまいます。

現代日本の都会生活では、30年前の1000倍の活性酸素が発生しているといわれます。水質汚染、大気汚染、農薬や殺虫剤、電化製品の発する電磁波、喫煙、過度の飲酒、高タンパク食、悪しき油の摂取、過剰な運動などもすべて活性酸素を発生させるものです。まさに現代社会は、活性酸素を作り出す巨大プラントです。

◆活性酸素が引き起こす200の病気

なぜ活性酸素と呼ばれるのでしょう。活性とは一見いい名前のようです。ところが、この酸素は分子構造にゆがみが生じた安定しない状態になっているため、早く安定しようと結合できる相手を探しまくるのです。そのため、がむしゃらに暴れまくり、ついには相手の電子を奪い取ります。〝活性〟とは、このがむしゃらに暴れまくる性質のことを指していて、フリーラジカルと同じような意味です。

活性酸素は毒性が強く、細胞、血管、組織の至るところに毒を撒《ま》き散らし、まるで鉄が錆《さ》びるように、私たちの体を蝕《むしば》んでいきます。脂質と結合すると「過酸化脂質（腐敗した脂肪。細胞を傷つけて破壊し、人体に害を及ぼす）」となり、さまざまな障害を与えるようになります。このように活性酸素の毒は根が深く、私たちを悩ます病気のおよそ9割の原因になっています。

活性酸素の攻撃を受けて、組織細胞が弱っていくのが老化です。シミ、シワもそうです。遺伝子に傷がついて起きるのががんや膠原病《こうげんびょう》などの難病で、アレルギー反応を起こす病気は花粉症、アトピー、喘息《ぜんそく》などです。リウマチ・関節炎などの炎症も起き、過酸化脂質は動脈硬化などの生活習慣病を引き起こします。潰瘍《かいよう》、ポリープなどはがんに発展し、ホルモンのバランスが崩れると、生理不順・不眠・更年期障害になってしまいます。

アルツハイマー症の研究でも、この病気に冒されている人の脳を調べると、過酸化脂質が多いことがわかっています。心臓病、脳卒中、糖尿病、肝硬変、胃潰瘍、高血圧、脂質異常症、痛風、パーキンソン病、肺炎、気管支炎、白内障、緑内障、神経疾患など、ありとあらゆる病気、私たちが名前を知っている病気のほとんどに活性酸素が絡んでいるのです。これらの病気は腸の腐敗からも起きますが、活性酸素も大きな要因になっています。

加速する一方の大酸化の時代、21世紀を生きる私たちは、この活性酸素にどう向き合い、これにいかに対処していくかが健康を守るための一大課題なのです。

病気は、さまざまな要素が複雑に絡み、発症する。

酸化する体を救う酵素とビタミン

◆―加齢とともに衰える抗酸化酵素

活性酸素に対抗することを、抗酸化といいます。活性酸素を取り除くことで、老化や生活習慣病を予防するということです。そして、その働きをするのが抗酸化作用です。

生物の老化には諸説ありますが、活性酸素による体の酸化が大きな要因であることは間違いありません。その証拠に、酸素を必要とする生物は体内に活性酸素と闘う武器である抗酸化物質を持っていて、さらにその武器をたくさん持っている生物ほど寿命が長いのです。

樹木には何千年も生きるものがありますが、それは**光合成の際に生じる酸素の毒性にやられないように、ファイトケミカルという強力な抗酸化物質を持っているからです。**一つ例をあげてみましょう。２億５０００万年前から地球に存在し、生きた化石といわれるイチョウの葉には十数種類のフラボノイド（ファイトケミカルの一種）が存在しています。その中にはギンコライドという、イチョウだけが持つ強力な抗酸化物質も含まれています。イチョウの不老長寿は、このような物質に守られているからなのです。

人間も酸素を必要とする動物なので、この抗酸化物質を持っています。それは酵素です。抗酸化物質は、「スカベンジャー（廃品回収業者の意。転じて体内の産業廃棄物である活性酸素を無害なものに変えるもの）」と呼ばれていますが、そのスカベンジャーの働きとは以下のことをいいます。

①活性酸素が発生しないように、その元を抑える
②活性酸素に電子を渡して、悪さをしないようにする
③活性酸素によって攻撃を受けた場所の修復をする

酵素は、私たちの体内で作られているスカベンジャーです。これは先の①の働きをします。最初に発生する〝酸素の燃えカス〟が活性酸素のスーパーオキシドですが、これを消すのが**抗酸化酵素のSOD（スーパーオキシド・ディスムターゼ）**です。次に発生する過酸化水素を攻撃するのが、**カタラーゼとグルタチオン・ペルオキシダーゼ。**

いちばん毒性が強いヒドロキシルラジカルに効く体内の酵素は存在しません。野菜や果物にあるビタミンEやカロテノイド系のファイトケミカルやフラボノイド系のファイトケミカル、そしてミネラルの一部が働きかけますが、効果はいま一つです。

一重項酸素にも直接効く酵素はありません。それに抗するには、カロテノイド系のファイトケミカルやビタミンBやビタミンC、ビタミンB_2などを体外から摂取します。ほかにミネラルなどの抗酸化物質をたくさん摂り、それらの協力で対処していくしかないのです。

人間にとって残念なのは、これらの抗酸化酵素の働きは加齢とともに衰えていくことです。20歳のときの抗酸化力を100パーセントとすると、20代、30代の間に、だらだらと落ち続け、40歳で80パーセントくらいになり、そして40歳からは10歳ごとに20パーセントずつ落ちていきます。50代で60パーセント、60代で40パーセント、あくまで計算上ですが、80代ではゼロになってしまいます。

当然、人間は個人差がありますので、これらのデータはあくまで一般論ですが、平均寿命に照らし合わせてみると、この減少率というのも説得力があります。

◆「抗酸化ビタミン」というスカベンジャーの助けを借りる

自分の体のスカベンジャーの力が低下したら、外からの助けを借りるしかありません。応援部隊を頼むわけです。それがビタミンやミネラル、そしてポリフェノールなどのファイトケミカルです。

がんの予防には「エース」といわれているものがありますが、それはビタミンA、ビタミンE、そしてビタミンCのことを指します。このアルファベットを並べ替えると「ACE」です。これらは酸化を抑える作用が強いので、とくに「抗酸化ビタミン」と呼ばれています。ビタミンは抗酸化だけでなく、エネルギー代謝や免疫力の向上など、ほかにも重要な働きが多くありますが、ここでは抗酸化に特化して説明します。

まずビタミンA。これは、脂溶性のビタミンです。脂溶性とは水に溶けにくく油(脂)に溶けやすいということで、その逆がビタミンCなどの水溶性ビタミンです。

ビタミンAは、β-カロテンという色素の形で緑黄色野菜に多く含まれています。カロテンはファイトケミカルの一種で、抗酸化作用の強いカロテノイドの一つです。これが体内に入ると、ビタミンAに変わるのです。**ビタミンAは、細胞の代わりに自らが酸化され、皮膚や粘膜を守ります。**

ビタミンEも、脂溶性のビタミンです。細胞膜や角膜には不飽和脂肪酸（飽和脂肪酸とともに脂質を構成する物質で、主に植物性食品や魚にある）が多く含まれていますが、これらが活性酸素の攻撃を受けると酸化され、過酸化脂質に変化します。過酸化脂質は先に述べたように、腐敗した脂肪で、体内に増えると、老化や動脈硬化、肝臓障害などを進行させます。

ビタミンEは、この「酸化の連鎖」を止める効果があります。ビタミンEはこれら細胞膜や角膜の中に存在していて、活性酸素が不飽和脂肪酸から電子を奪い、酸化しようとする前に、先回りしてそれらに電子を与え、その毒性を除去してしまいます。

ビタミンCは、植物から取り入れるビタミンの中では最も効き目のある抗酸化物質で、スーパーオキシドや一重項酸素、ヒドロキシルラジカルの3つの活性酸素に対抗します。ただし、抗酸化酵素に比較すると、その力はあまり強くありません。それでも血漿《けっしょう》（血液に含まれる液体成分）など酵素のSODが少ない場所で、力を発揮するのでとても重要なものです。

ビタミンCやポリフェノールなどの水溶性の抗酸化物質が働く場所は、血液や組織液中などの液体の中が主で、これに対し、**脂溶性のビタミンは脂質の多い細胞膜の内**

部が主戦場です。体のあらゆる場所で、それぞれ活性酸素の攻撃に適材適所で対処しているのです。軍隊でいうと、陸軍と海軍、野球でいうと、内野手と外野手みたいな感じでしょうか。

ビタミンCとビタミンEのおもしろい協力関係を紹介しましょう。ビタミンEは先にも書きましたが、活性酸素に自らの電子を与え、その毒性を除去しますが、自分自身は酸化してしまいます。とても不安定な状態に陥りますが、他の分子からは電子を奪おうとしないので、「酸化の連鎖」は止められます。しかし、もう抗酸化物質としては役には立ちません。それをビタミンCが助けるのです。

酸化されたビタミンEに、Cは自分の電子を渡しEを再生させます。酸化から元に戻ることを「還元」といいますが、ビタミンCはEを還元させ、また抗酸化物質としての機能を回復させます。そのビタミンCはというと、自らは電子を与えたので、とても不安定な物質になりますが、水溶性なので最終的には尿として体外に排泄されるので体に害は生じません。犠牲愛に満ちた、なんとも麗《うるわ》しい連携プレーです。

細胞内で、エネルギーのATPを生成するときに働くコエンザイムQ10も、ビタミンCと同じように、ビタミンEの再生に手を貸しています。これらは、ほんの一例ですが、**抗酸化物質たちはいろいろ助け合ったり、補助したりして働いています。そのため栄養素は単一で摂るより、いろいろな食品から、まんべんなく摂ったほうが、その働きがより効果的になるのです。**

紹介した、これら抗酸化ビタミンを多く含む食材はキャベツ、にんじん、ブロッコリー、春菊、ほうれんそう、小松菜などの緑黄色野菜、アリシンを含むねぎ、にら、玉ねぎ、エシャロット、にんにくなどです。大豆などの豆類、ピーナッツ、アーモンドの種子、さつまいも、じゃがいもなどのいも類、レモン、みかんなどの柑橘類、いちごや柿などの果物にも豊富です。いろいろ組み合わせながら食べることが大事です。

抗酸化物質は、お互い助け合っている。

酸化する体を救う酵素とミネラル

◆――江戸時代の武士がミネラルを欠乏させていた理由

私たちの身近な金属といえば鉄や銅などがありますが、鉄骨や銅鍋などと同じその成分が私たちの体の中にも存在しています。現在、地球上では元素（物質を構成する最小単位）が118種類発見されていて、そのうち体内には約50種類の元素があることがわかっています。地球上の生物である人間も、元素の集まりなのです。

体内での内訳は、主要元素である酸素、炭素、水素、窒素、カルシウムなどが約96パーセントを占めていて、これらがタンパク質や脂肪、炭水化物の三大栄養素（有機物）、そして水の主要構成成分になっています。

残りの4パーセントが、一般にミネラルと呼ばれる金属元素です。ミネラルは簡単にいえば金属ですが、栄養学ではミネラルと呼ばれています。人間の体でつくることができませんので、これらは食物から摂る必要があります。

ミネラルはビタミンと同様に人間の体を作ったり、生命機能を維持させるために必要な栄養素ですが体内にはごく微量しか存在しません。しかし、欠乏するとさまざまな弊害が現れるとても大事な栄養素ですので、ビタミンとともに五大栄養素に数えられているのです。

ビタミンとミネラルの違いは、**ビタミンはいくつかの元素が繫がった有機物であるのに対し、ミネラルは単一の元素のまま存在している無機物であるということです。**

ミネラルの重要性を証明するのに、格好のエピソードがあります。

江戸、元禄時代に尾張藩にいた朝日文左衛門という武士が書き残した『元禄御畳奉行の日記』というものに、それが記されています。26年間にわたって淡々と日々のできごとを書き留めたものですが、この中で当時の藩士の死因について触れているのです。そのトップは、なんと酒毒と腎虚です。

武士は本来なら、非番の日には学問や武道にその時間を当てなければいけないのに、有り余ったその時間を、酒と女遊びの遊興に費やしていたというわけです。セックスのやり過ぎを腎虚（副腎の使い過ぎ）といいますが、医学的にいうと亜鉛やセレニウムのほぼ完璧《かんぺき》な消耗です。過度のセックスで、45、46歳で死亡しているのです。

酒毒とは肝臓病です。酒の飲み過ぎで肝硬変を起こしているわけです。

経済不安や過重労働にあえぐ現在の男性サラリーマンからすると、呆《あき》れるほど優雅（？）な生活ですが、ここにある腎虚での死亡とは必須ミネラルの亜鉛の欠乏によるものではないかと、私は考えています。1回の射精での亜鉛の放出量は膨大です。亜鉛がなくなると、免疫機能の減弱、貧血、皮膚炎などをきたすのです。

人間の体に必須といわれるミネラルは16種類あり、なかでも体内に多く存在し、代謝に関わる主要ミネラルはナトリウム、カリウム、カルシウム、マグネシウム、リン、イオウ、塩素の7種類です。ほかに微量ミネラルといわれる鉄、亜鉛、銅、マンガン、クロム、モリブデン、セレン、ヨウ素、コバルトが9種類、これらも代謝に関わっていて、この主要と微量を合わせた16種類は食事からきちんと摂らなければなりません。

酵素は代謝を行うのに必要不可欠なものですが、このミネラルや先の項で紹介したビタミンの力を借りて活動しています。これらは酵素が活躍するときの潤滑油的な存在です。

酵素の働きをサポートする補因子には2通りあり、それは補酵素と補助因子です。補酵素はビタミンで、補酵素を英語でコエンザイム（coenzyme）といいますが、これは文字どおり酵素（エンザイム）を補佐する役目です。一時期、美容や美肌、若返り効果があるとブームになったビタミン様物質のコエンザイムQ10も補酵素です。

ミネラルは補助因子です。これらが細胞で作られる酵素と合体してはじめて「ホロ酵素」という完全な酵素になります。ビタミン、ミネラルの欠乏は、酵素の活動という面から見てもとても問題なのです。

◆──抗酸化酵素の生産を助けるミネラル

抗酸化に関わるミネラルは、セレン、銅、亜鉛、マンガン、鉄などです。すべて先に紹介した抗酸化酵素であるＳＯＤ（スーパーオキシド・ディスムターゼ）やカタラーゼ、グルタチオン・ペルオキシダーゼの補助因子です。ですから、これらが不足すると体内の抗酸化酵素が不足することになります。酵素を作るのに、もう一つ必要なのがよいアミノ酸です。グルタチオンの原料はグルタミン酸、システイン、グリシンの3つのアミノ酸ですが、この3つがいっしょになってグルタチオンが形成され、それにセレンが加わってできるのが、酵素のグルタチオン・ペルオキシダーゼです。

これらのミネラルを含む食品を紹介しましょう。亜鉛はカキなどの魚介類、ごま、牛乳、牛肉の赤身に、セレンは、アジ、カツオなどの青背の魚、鶏ささみや豚肉赤身などに含まれています。**セレンは、体内に蓄積された水銀やカドミウムなどの有害金属と結合して無害化させるデトックス・ミネラルとしても知られています。**毒素吸着の能力も持っているのです。

銅はエビ、カニ、タコ、イカなどの魚介や牛・豚のレバーなどに、マンガンは玄米、高野豆腐、大豆、ごま、モロヘイヤ、ほうれんそうなどに多く含まれています。

総じていえば汁や料理の具に小魚を含む魚介、青菜、海藻類を意識してとり入れるようにすれば必要ミネラルのほとんどはカバーできます。

焼き魚、おひたし、わかめの味噌汁といった日本の伝統食は、ミネラル補給という面から見てもとても優れているのです。ただし高血圧の原因になるナトリウム過剰症は塩分の摂り過ぎ、腎臓機能が低下するリン過剰症は加工食品の摂り過ぎによるものです。ミネラルは、欠乏症と、その反対の過剰症にも注意が必要です。

ミネラルは、酵素と合体して力を発揮する。

酸化する体を救うファイトケミカル

◆―ほうれんそうのルテインががんを予防する

最近、その強い抗酸化作用と免疫機能の向上で注目されているのがファイトケミカルです。ファイトケミカルは、**植物が害虫や紫外線などの外敵から身を守るためにつくり出す物質（魚介類、海藻に含まれるものもある）の総称で、色や匂い、苦み、渋みなどの成分の元になるものです。**「植物栄養素」ともいわれますが、正しくは「非栄養素系食品因子」で、栄養素ではありません。

β-カロテンなどのカロテノイド、アントシアニンなどのポリフェノールが有名ですが、これらのファイトケミカルにはマイナスイオンが含まれ、活性酸素を水にしてくれます。植物に含まれるファイトケミカルは、１万種はあるといわれていますが、現在わかっているのは6系統です。ポリフェノールのフラボノイド系だけでも約３００0種あることがわかっていますが、ファイトケミカルの発見は１９８０年代とまだ最近で、その研究は新しく、今後の研究が期待されている分野です。そういう意味では酵素とよく似ています。

系統別に簡単に説明してみます。

ポリフェノール系ではぶどうやブルーベリーに含まれるアントシアニン、大豆のイソフラボン、セロリ、パセリにあるフラボン、お茶のカテキン、ごまのリグナン、セサミノールなどが有名です。

含硫化合物系ではブロッコリーのスルフォラファン、わさびのアリルイソチオシアネートがあります。

カロテノイド系では、ブロッコリーやほうれんそうのβ-カロテンやルテイン、ゼアキサンチン、トマトのリコピン、唐辛子のカプサイシン、サケのアスタキサンチンです。

糖関係物質では、きのこのβグルカン、海藻のフコイダン、りんごのペクチン。

アミノ酸類系ではイカ、タコなどの魚介類にあるタウリン、アスパラガスのグルタチオンなどです。

香気成分系ではバナナのオイゲノール、しょうがのジンゲロールなど。

これらの成分は、健康食品のキャッチコピーにもよく使われていますから、みなさ

▶図4-1 抗酸化力のある果実と野菜100gあたりのオラック値

野菜		果実	
あしたば粉末	10700	プルーン	5770
ケール(キャベツの一種)	1770	ほしぶどう	2830
ほうれんそう	1260	ブルーベリー	2400
芽キャベツ	980	ブラックベリー	2036
紫ウマゴヤシの芽(牧草)	930	いちご	1540
ブロッコリーの花	890	ラズベリー	1220
ビート	840	梅	949
赤唐辛子	710	オレンジ	750
玉ねぎ	450	赤ぶどう	739
とうもろこし	400	さくらんぼ	670
なす	390	キウィフルーツ	620

＊オラック：ORAC（umolete/L）

んも、名前のいくつかはテレビや雑誌などで目にし、よくご存知だと思います。ファイトケミカルはお互いに絡み合い、助け合いながら効果を高めるため、さまざまな食材を組み合わせて摂ることが大事なのです。組み合わせることで効果が倍増するのはビタミン、ミネラルのところでも紹介しましたが、この組み合わせは食物から栄養素を摂り、それぞれの効果を活かす鉄則でもあります。

それでも抗酸化ファイトケミカルで、これはというものを紹介するならば、カロテノイド系のルテインです。子宮頸部は体内でも新陳代謝による酸化作用が非常に激しいことで知られていますが、ルテインがこの部位で急速に消費されることから、抗酸化物質としての機能を発揮し、子宮がんのリスクを低下させることに役立っていると考えられています。もちろん、ほかの部位の発がん抑制効果もあります。フィジー諸島は、肺がんがタヒチなど他の南太平洋諸島に比べ、抜きん出て少ないのですが、インゲン豆やほうれんそうなどルテインに富む野菜の摂取量が、極立って多いからだといわれています。これは、ハワイ大学の調査グループの報告です。

トマトやグァバにあるリコピンも、強力な抗酸化作用を持っています。その抗酸化作用により、がんや心臓病を防ぐことが報告されています。そして、もう一つ、ゼアキサンチンです。これも、緑黄色野菜、とくにほうれんそうに豊富に存在しています。
このルテイン、リコピン、ゼアキサンチンなどのカロテノイドは、動脈硬化の予防にも優れた力を発揮しているのです。動脈硬化は、活性酸素と密接な関係にあるからです。

参考までに、食物の抗酸化力を判断する方法を紹介しておきます。近年のアメリカで注目されている「オラック値」というものです。「オラック（ＯＲＡＣ：活性酸素吸着能力）」とは、日本ではまだあまり馴染《なじ》みがありませんが、アメリカ農務省や国立老化研究所の研究者たちが開発した食品中に含まれる抗酸化物質の能力値です。アメリカではサプリなど、この数値をパッケージに示した食品が数多く販売されています。本書では、野菜と果物のオラック値を掲載しておきます（↓１９７ページ、図４−１）。

カロテノイドが、動脈硬化を予防する。

木炭が持つミネラルの力

◆―「2000年前」の遺体を「死後4日」の状態にした木炭

第3章の毒素吸着で、「黒焼き」という昔ながらの知恵を紹介しました。ここでも「木炭」という昔ながらの抗酸化の健康パワーを紹介したいと思います。

少し古いニュースになりますが、この木炭のパワーを紹介するのに最適の例があります。1972年、中国で世紀の大発見がされました。湖南省長沙市《こなんしょうちょうさ》の郊外で馬王《まおう》堆《たい》古墳が発掘されたのです。多くの歴史的遺産も出土しましたが、世界の注目を集めたのは、副葬品に囲まれて出土した婦人の遺体でした。後の調査で、その女性は長沙国の丞相（国政を行う大臣）の妻と判明しましたが、彼女の遺体はいままでの古墳から出土したものと様子がまるで違っていました。

死後2000年以上も経っているのに、ミイラ化するどころか、ほんの数日前に亡くなったような状態だったのです。肉や皮膚は完全に残り、肌にはまだハリがあったといいます。内臓も、罹患した病気が判明するほどきちんと残っていました。死因まで特定されています。彼女は心臓病や肺病などを患っていて、狭心症を起こし、のどに痰《たん》がつかえて亡くなったのだそうです。胃袋内には亡くなる何時間か前に食べたアマウリの種が176個も残っていて、その種は蒔《ま》いたら、なんと発芽したといいます。酵素阻害物質を持つ種というものの不老不死ぶりがよくわかります。さまざまな調査の結果、学者たちは2千年前のこの遺体を「死後4日の状態」と発表しました。

奇跡の秘密は木炭でした。墓の周囲は5トンもの木炭で囲まれていたのです。死後2000年の遺体を死後4日後の状態に保つ木炭。今日の科学では防腐処理剤や冷凍保存などの方法も考えられますが、2000年という年月に耐えさせるのは至難の業ではないでしょうか。

◆電磁波を遮断し、マイナス電子を供給する

木炭は穴だらけです。しかも個々の穴は行き止まりということはなく、何らかの形で外に通じています。これは通気性、通水性に優れていることを意味します。木炭は炭素の固まりであると同時に、ミクロの穴の集合体で、この構造は、多孔質と呼ばれています。

木炭の穴の表面積は1グラム（大人の指先ほど）あたりで、約300平方メートルあります。現在の日本の戸建では、豪邸の部類に入る広さです。この穴だらけの構造にパワーの秘密があるのです。

①吸着性

木炭を入れておくと水が無味無臭になるといいますが、それは水道水にある塩素や消毒で発生するトリハロメタンなどの物質を、その穴が吸着してくれるからです。消臭、除湿などの効果も同じです。不快な臭いの元になる粒子、余分な水分が穴の中に吸着されてしまうのです。

②ミネラル成分の宝庫

樹木は、土の中からミネラルを吸い上げて成長します。ミネラルは鉱物性栄養素ですので、その成分は、炭になる過程で失われることはありません。むしろ炭化することで、3倍程度まで濃縮されていきます。濃縮されることで、水に溶けやすくなります。

③電磁波の遮断

侵入してくる電磁波を、体は異物と判断し活性酸素で防御しようとします。そのため、体内にはおびただしい活性酸素が生まれ、消去しきれなかったものが自らの体を攻撃します。これが酸化です。

私たちの生活にテレビ、パソコン、携帯電話、電子レンジは欠かせません。ならば、防ぐ方法を考えるべきで、そのためには、木炭を置くという方法が簡単です。この木炭の働きは、専門の研究者たちの間でも注目されています。木炭を通気性のある籠に1、2キロずつ入れて部屋の四隅に置くと効果があります。そうでなければ、対角線に2個の配置でもいいでしょう。使う炭は、伝導性のよい白炭（備長炭が有名）が最適です。

④マイナス電子を供給

木炭は炭素の固まりです。この木炭が持つミネラル成分は、マイナス電子を供給します。したがって、還元力に富んでいるのです。第3章で述べた玄米の黒焼きにも、そのマイナス電子供給の力が多く含まれています。

炭素には、酸化した物質を元に戻す力がある。

マイナス電子で酸化を防ぐ

◆マイナスイオンが体を中性にする

電子の受け渡しについては、ビタミンCとEを説明した項でも簡単に紹介しましたが、**電子を奪われる（失う）のが「酸化」で、電子を与えられ中性に戻るのが「還元」です。**たとえば、鉄が錆びるのは鉄の電子が酸素に奪われるからです。これが鉄の酸化です（酸化・還元では、ほかに酸化数の増加する反応、酸素と結合する反応、水素を失う反応も酸化といい、酸化数の減少する反応、酸素を失う反応、水素と化合する反応も還元といいます。ここでは電子で話を進めます）。

この酸化と還元について、ここで少し詳しく論じてみます。マイナスイオン（正式には陰イオン）というものが、この還元において重要な役割を果たしていると私は考えているからです。

まずは、学生時代のおさらいです。物質を構成する最小の単位は「原子」で、すべてのものがこの原子から成り立っています。もちろん、私たちの体も、口にする食物も、究極的にはすべて原子でできています。

その原子をさらに拡大して中を見てみると、陽子と中性子からなる原子核と、その周りを回る電子からできていることがわかります。その姿は、太陽の周りを地球や火星などの惑星が回っている姿によく似ています。

原子は本来、プラス（陽）電荷を持つ陽子と中性子からなる原子核、そしてマイナス（陰）電荷を持つ電子で構成され、陽子、電子のそれぞれの粒子の数は常に同数ですので電気的には中性です。

最も軽く、唯一中性子を持たない原子が水素（H）です。一つの陽子の周りを一つの電子が回っているという実にシンプルな構造で、この水素は宇宙全体で最も多く存在する原子です。中性子は、原子核にあるプラス電荷の陽子同士が反発しないようくっつけるためにあるのです。したがって、水素原子以外にはすべて中性子が存在します。

電子が回る軌道のことを「殻《かく》」といいますが、殻は内側からK殻、L殻、M殻というふうにアルファベット順に呼ばれます。それぞれの殻には定員が決められていて、K殻には電子が最大2個、L殻には最大8個、M殻には最大18個の電子が入ります。それぞれの殻の軌道上を回る電子の定員は、「2×（軌道の数の2乗）」で計算できます（→図4-2）。

電子は原子核に近いK殻から順に埋まっていく性質を持っていて、その数の定員がすべて満たされたとき物質は最も安定した状態になります。そしてここが大事ですが、原子は、常に安定を求める性質があります。この性質のために中性を離れプラスイオンとマイナスイオンが発生するのです。

酸素原子を例にとってみます。陽子は8個で、電子も8個です。先の殻の説明でいくと先にK殻から埋まりますから、K殻に定員の2個、L殻に残りの6個が入っています。しかし最大8個あるL殻の席が6個しか埋まっていません。あと2個、電子がL殻に入ってはじめてL殻の定員を満たすため、より安定することができます。

そのため、酸素原子はほかの原子から電子を奪って安定しようとします。あるいは、ほかの原子と結びつくことで電子を共有しようとします。このように、酸素原子はほかから電子を奪うタイプのものです。このタイプには、窒素やフッ素、塩素などがあります。

逆のタイプも紹介しましょう。原子番号11のナトリウム原子は、M殻に電子が1個

▶図4-2 **原子の殻の構造**

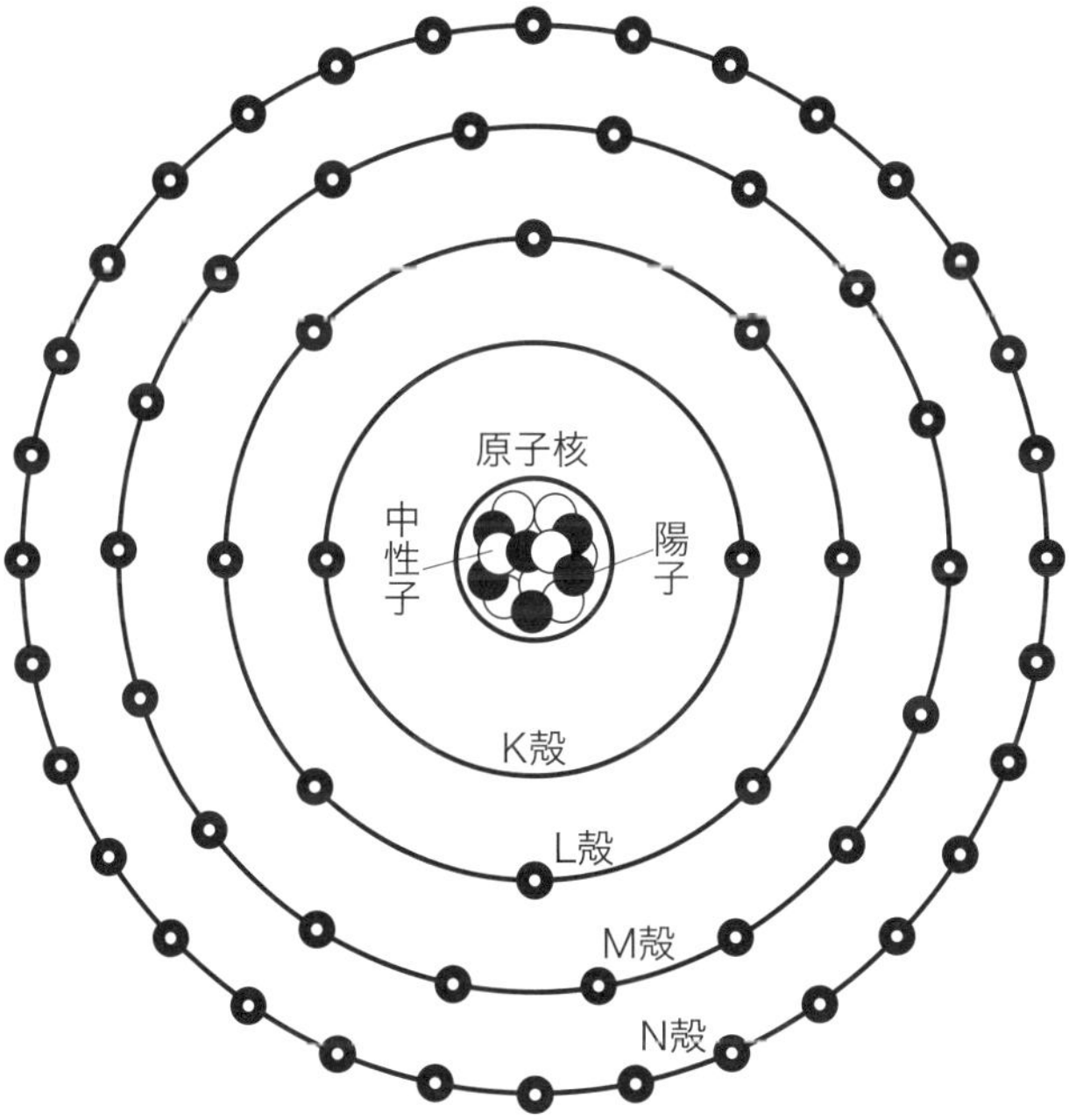

K殻：最大2個の電子が入る
L殻：最大8個の電子が入る
M殻：最大18個の電子が入る
N殻：最大32個の電子が入る

しかありませんから非常に不安定で、絶えずその1個をもらってくれる相手を探しています。このナトリウムは、電子を放出しようとするタイプです。

このナトリウムにお似合いの相手がいます。それは原子番号17の塩素原子です。この原子はM殻に7個の電子を持っているので、あと1個もらえれば8個の定員が埋まります。両者の利害は完全に一致するので、塩素とナトリウムは出合った瞬間に電気的に強く結びつきます。それでできるのが塩化ナトリウム（ＮａＣｌ）、つまり塩です。

イオンとは電荷を持つ原子、または原子団（分子も含む）のことをいいます。イメージ的には、電気を帯びた極めて小さな超微粒子と思っていいでしょう。ごくごく小さな物質でプラスの電気を帯びたものをプラスイオン、マイナスの電気を帯びたものがマイナスイオンです。

プラス、マイナスは「正・負」や「陽・陰」とも呼ばれます。マイナスは悪い印象がありますが、イオンの場合は意味がまったく異なります。健康の維持・増進には、このマイナスイオンは不可欠の要素なのです。理由は後ほど説明しますが、これにも活性酸素が絡んでいます。

◆―植物にあるマイナスイオン

マイナスイオンというのは、いまから十数年前に大きな話題になりました。有名なのが、水の分裂・破壊によってマイナスイオンが発生するとした「レナード現象」です。証明したのは、この現象の名前にも使われているノーベル物理学賞も受賞したドイツのフィリップ・レナード博士です。

水滴が分裂する滝周辺や流れが激しい川、豪雨の際にマイナスイオンが空気中に豊富に存在するといい、滝周辺にいると健康にもよく、気持ちがいいのはこのせいだとされているのです。また気候によって気分が左右するのも、このマイナスイオン、プラスイオンのせいとされています。自然界でも、雷はこのマイナス電荷とプラス電荷による電子の放出現象であることがわかっています。

このマイナスイオンが健康に働くとして、それを使った空気清浄機やエアコン、ドライヤーなどが飛ぶように売れました。ところが科学的でないという批判が相次ぎ、それらの商品は徐々に撤退していきました。これらは、空気中にあるマイナスイオンが体に与える効果をうたったものでした。

人工的に作ったマイナスイオンに健康効果があるかどうか私にはわかりませんが、

体の酸化と還元という見地から、自然界に存在するマイナスイオンは迷信の類《たぐ》いではなく、たしかに体にいいものだと思っています。また、体内にあるマイナスイオンの働きや必要性は科学的なものです。当時はまだ、活性酸素との関連がわかっていなかったのです。

活性酸素は、体内にある分子の電子を奪っていきます。活性酸素の凄《すご》さを表した、とてもいい論文があります。1996年にDNA研究核医学会の大御所、カリフォルニア大学名誉教授のマイロン・ポリコープ博士らが発表したものです。

「ヒトの細胞は活性酸素との闘いで、1個の細胞あたり毎日100万件のDNA修復活動がなされており、活性酸素との闘いは自然放射線の1000万倍のレベルでなされている」

この論文から、私たちがいかに活性酸素の攻撃を受けているかがわかり、またいかに活性酸素を殺すために私たちの体が闘っているかがよくわかります。それらの闘いを支えているのが、この章で紹介してきたSODなどの酵素であり、ビタミン、ミネラル、ファイトケミカルなどの抗酸化物質です。これらが体の中にマイナスイオンを増やす物質なのです。活性酸素を排除する物質をスカベンジャーと紹介しましたが、これらのスカベンジャーを含む食品が活性酸素に電子を与え、水に変え、その毒性を排除していくのです。

マイナスイオンを含んだものには、さまざまな物質があります。アスコルビン酸（ビタミンC）や、天然の色素（ファイトケミカル）などが代表的な例です。不飽和脂肪酸（オメガ3系のαリノレン酸やDHA、EPAなど）も弱いながら還元性を示しています。マイナス電荷を持った水クラスター（水分子の集合体）などもそうです。これらのスカベンジャーがたっぷり入っている食品が、生の野菜や、フルーツ、生の魚といったローフード（生の食物）です。

生の食品には食物酵素があります。その酵素は、**プラスイオンの元素（原子の名称）をマイナスイオンに変える源となります。酵素の存在しない食物にはマイナスイオンの元素は出てこず、還元力がありません。**「電子供与物質」を持つ食品こそが大事です。

電子を供給するものが、すなわち酵素食。

抗酸化で生命活動を活発にする

◆抗酸化サプリメントの必要性

体内でマイナスの電子を豊富な状態を保ち続けられれば、活性酸素の害の中でも最も恐ろしい連鎖反応を抑えることができます。連鎖反応は電子の不足によって起こる現象ですので、十分な電子を与えることで酸化の連鎖反応は停止します。また酸化されたほかの分子も還元され、本来の姿に戻ることができるのです。

それでも現在の私たちを取り巻く環境は、冒頭でも述べましたが食品添加物の横行や大気汚染、電磁波の攻撃などにさらされています。これらを解毒したり、排除するときに活性酸素が生まれるということは説明してきたとおりです。しかし、増加する一方の環境の悪化に引き換え、酵素による体内の抗酸化力は年々、低下してしまうのです。そのため、体内は絶えず活性酸素の攻撃にさらされていることになります。それを防御するためには、抗酸化サプリメントなどを上手に使うことが必要になってきます。

がんを考えてみましょう。がんは、活性酸素の中でとくに凶悪なヒドロキシラジカルが中心になってつくっていきます。しかし、このヒドロキシラジカルに効く抗酸化物質は体内にはなく、そのため、がんの治療がうまくいかないともいえるのです。

ヒドロキシラジカルを水にして無害化するには、それに対抗するスカベンジャー・サプリメントが必要で、完全にヒドロキシラジカルを取り切れたら、理論上では転移がんも怖くなくなります。がんがアポトーシスを連続で起こし、いなくなるからです。

ヒドロキシラジカル退治のサプリメントは、これまで出現していませんでした。がんは、細胞核の中のDNAが傷つけられて起こりますが、いままでのサプリは分子(原子量)が大きく、細胞の核内にまであまり入らなかった(一部は入る)からです。たとえば、ビタミンEは脂溶性です。脂肪の多い細胞膜にはよく効きますが、ほかにはあまり通用しません。ビタミンCは水溶性です。水気の多い細胞質では抗酸化力を発揮しますが、細胞膜では働けません。ポリフェノールやカロテノイドなどのファイトケミカルは、スカベンジャーとしてかなり働きますが、肝心の細胞の核内には入り込めないのです。抗酸化物質としては「帯に短したすきに長し」なのです。

しかし、核に入らなければがんは治りません。だから、いままでのサプリメントはある程度までしか、がんには効かなかったのです。

いま私が注目しているのは、分子の小さなスカベンジャーです。それはマイナス水素イオン（正確にはマイナスの電荷を持った水素原子のイオン）のサプリメントです。水素の原子量（分子量）は「1」で、世の中に、これ以上小さな分子はありません。そのため、核の中でもミトコンドリアの中でも、どこであろうが入り込め、すべての活性酸素を除去できるのです。

分子量を比較してみると、水素が1で炭素が12、酸素は16です。ビタミンCは176でビタミンEは481。ポリフェノールでも221あります。水素がどのくらい小さいのかがよくわかります。水の水素はプラス水素イオンですので、スカベンジャーにはなり得ません。このプラスからマイナスに変えるのには、高温での加熱処理をしなければいけません。この理論の説明はあまりに専門的過ぎるため割愛しますが、私のクリニックでもこのマイナス水素イオンのサプリを使って大きな効果を上げています。

しかし、抗酸化というものは難しいもので、このマイナス水素イオンは、ヒドロキシラジカルにしか効かないという弱点もあります。ほかのスーパーオキシドや過酸化水素などの活性酸素対策もとても大事になります。これらの活性酸素には、カタラーゼやグルタチオン・ペルオキシダーゼなどの酵素を活性化するサプリメントが必要です。私は、ハイドロ・フォルテやオメガ-3グルカン、スーパーオリマックスなどのスカベンジャー・サプリメントを用途によって使い分けています。

◆──なぜ心臓がんと脾臓がんがないのか

遠赤外線機器を使うなどの温熱も私の治療法の一つです。一般には入浴、温泉浴、サウナ浴、スポーツなどが体を温める方法です。これらの方法で体温が上がると、血栓《けっせん》を溶解するプラスミンという酵素の産生が促され、血液がサラサラになります。

また血液中の白血球の働きが活性化し、血液中の老廃物を貪食《どんしょく》する能力が高まるため血液がきれいになるのです。現代は、低体温の人が増えています。ストレスなどがその原因ですが、保温に気を配って血流を活発に保つことが本当に大事で、免疫力の維持にも効果があるのです。

体が温かいということがどれほど大事かは、がんがしっかりと教えてくれています。がんは体のあらゆるところに出現しますが、心臓と脾臓《ひぞう》にがんができたという話は聞きません。その理由は、心臓は常に動き熱を生じているからです。脾臓には赤血球という温かい血球が集まっています。心臓は40度台、脾臓でも40度近くあります。ちなみに、がんにかかりやすい臓器は肺、食道、胃、大腸、子宮など外界とつながっている管腔臓器《かんくうぞうき》です。外界とつながっているから冷えやすいのです。乳房も軀幹《くかん》から突出して存在しているので温度が下がりやすく、そのため乳がんは多いのです。

冷えのデメリットは、酵素栄養学から見ても説明できます。酵素は冷えるとその働きが鈍くなり、温まると代謝酵素は活性化し、生命活動を活発に行います。

私のクリニックでは、年に数回ファスティング合宿を主催していますが、この合宿地は、伊豆の温泉です。その温泉には岩盤浴があります。岩盤浴は「遠赤外線」と「マイナスイオン」効果があり、この2つの相乗効果でさまざまな生理活性が生じるのです。岩盤浴の主役である遠赤外線は、浸透力が強く、体の芯まで温熱作用が及びます。自律神経や免疫・ホルモン系も働きやすくなるので、代謝がますます活発になります。毎日の岩盤浴は無理にしても、お風呂などでしっかり体を温めることは重要です。

体を冷やさないことで、酵素は活性する。

鶴見式足浴法

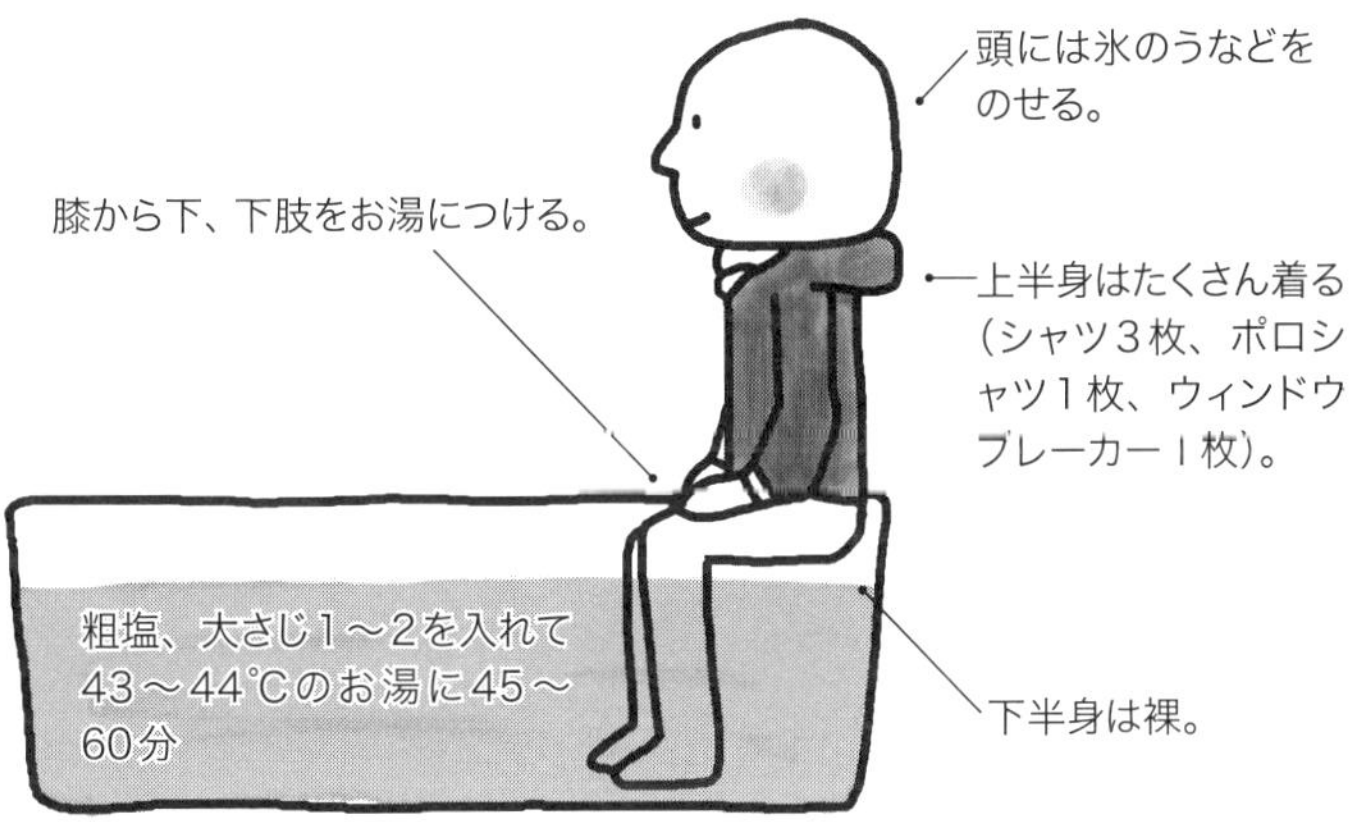
頭には氷のうなどをのせる。
膝から下、下肢をお湯につける。
上半身はたくさん着る（シャツ３枚、ポロシャツ１枚、ウィンドブレーカー１枚）。
粗塩、大さじ１～２を入れて43～44℃のお湯に45～60分
下半身は裸。

足浴の後、水を入れ37～39℃にして入浴する。

鶴見式下半身浴（腰浴）

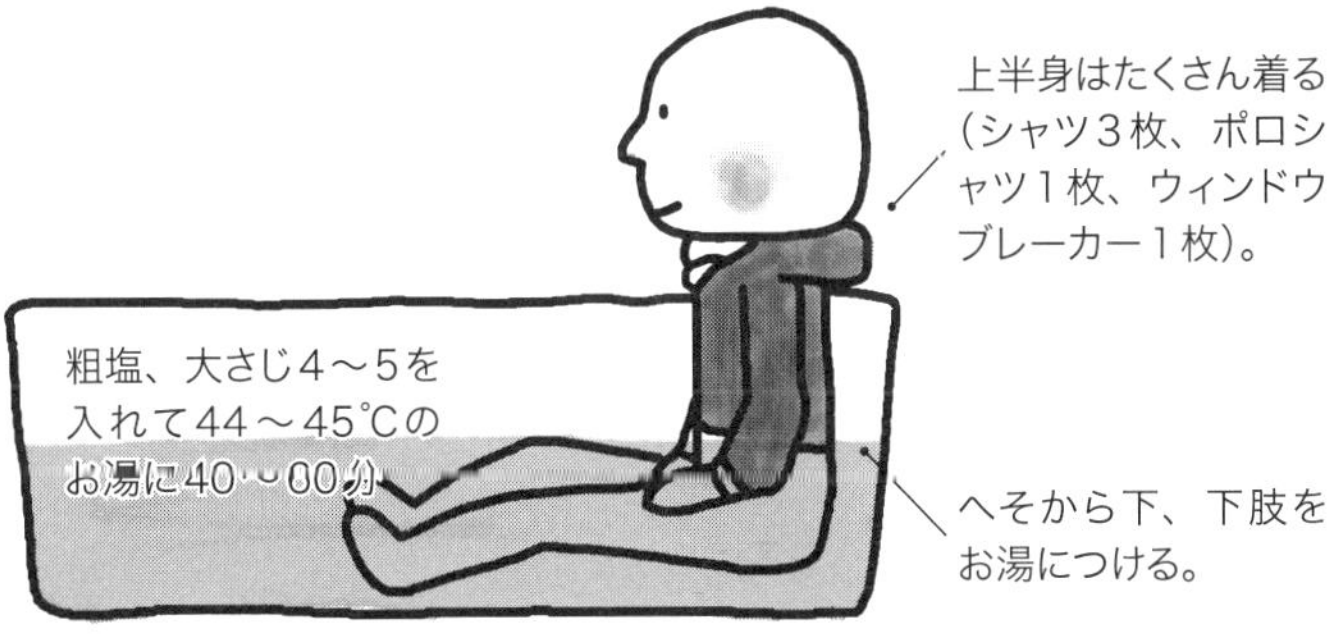
上半身はたくさん着る（シャツ３枚、ポロシャツ１枚、ウィンドブレーカー１枚）。
粗塩、大さじ４～５を入れて44～45℃のお湯に40～60分
へそから下、下肢をお湯につける。

足浴の後、水を入れ37～39℃にして入浴する。

＊足浴、下半身浴どちらを行っても有効。冬は下半身浴がベター。

穀類

穀類全般（短鎖脂肪酸）
全粒穀物（玄米）（食物繊維、抗酸化ミネラル）
雑穀（食物繊維）
胚芽米（食物繊維）

豆類

アーモンド（抗酸化ビタミン）
高野豆腐（抗酸化ミネラル）
大豆（豆腐）（食物繊維、短鎖脂肪酸、抗酸化ビタミン、抗酸化ミネラル、抗酸化ファイトケミカル）
納豆（腸内細菌、食物繊維）
ピーナッツ（抗酸化ビタミン）

海藻類

海藻類全般（食物繊維、毒出し、短鎖脂肪酸）

魚介類

アジ（抗酸化ミネラル）
イカ（抗酸化ミネラル、抗酸化ファイトケミカル）
エビ（抗酸化ミネラル）
カキ（抗酸化ミネラル）
カツオ（抗酸化ミネラル）
カニ（抗酸化ミネラル）
サケ（抗酸化ファイトケミカル）
タコ（抗酸化ミネラル、抗酸化ファイトケミカル）

肉類

牛肉（赤身）（抗酸化ミネラル）
鶏ささみ（抗酸化ミネラル）
豚肉（赤身）（抗酸化ミネラル）
レバー（牛・豚）（抗酸化ミネラル）

乳製品

牛乳（抗酸化ミネラル）

発酵食品

カツオ節（腸内細菌）
漬物類（梅干し、キムチ、ザワークラウトなど）（腸内細菌、短鎖脂肪酸）
米酢（酢）（腸内細菌、短鎖脂肪酸）
焼酎（腸内細菌）
醤油（腸内細菌）
日本酒（腸内細菌）
味噌（腸内細菌）
みりん（腸内細菌）

その他

お茶（カテキン）（抗酸化ファイトケミカル）
ごま（抗酸化ミネラル、抗酸化ファイトケミカル）
唐辛子（抗酸化ファイトケミカル）

※一覧の食品には、表記したもの以外にも栄養素や効果があります。
　とくに際立っている栄養素や効果をあげています。
※酵素は、主にすりおろしに向いている野菜、果物をあげています。

◉腸免疫力を高める食品一覧

野菜

アスパラガス(毒出し、抗酸化ファイトケミカル)
アボカド(食物繊維)
エシャロット(抗酸化ビタミン、抗酸化ファイトケミカル)
オクラ(毒出し野菜、食物繊維)
かぶ(酵素)
キャベツ(毒出し、抗酸化ビタミン)
きゅうり(酵素)
ごぼう(毒出し、食物繊維)
小松菜(抗酸化ビタミン)
根菜類(ごぼう)(食物繊維)
こんにゃく(毒出し、食物繊維)
さつまいも(抗酸化ビタミン)
里芋(毒出し、食物繊維)
じゃがいも(抗酸化ビタミン)
春菊(抗酸化ビタミン)
しょうが(酵素、毒出し、抗酸化ファイトケミカル)
セロリ(酵素、抗酸化ファイトケミカル)
大根(酵素、毒出し)
たけのこ(食物繊維)
玉ねぎ(酵素、毒出し、抗酸化ビタミン)
トマト(毒出し、抗酸化ファイトケミカル)
長芋(毒出し)
にら(毒出し、抗酸化ビタミン)
にんじん(酵素、食物繊維、抗酸化ビタミン)
にんにく(酵素、食物繊維、毒出し、抗酸化ビタミン)
ねぎ(毒出し、抗酸化ビタミン)
パセリ(抗酸化ファイトケミカル)
ブロッコリー(毒出し、抗酸化ビタミン、抗酸化ファイトケミカル)
ほうれんそう(抗酸化ビタミン、抗酸化ミネラル、抗酸化ファイトケミカル)
モロヘイヤ(食物繊維、抗酸化ミネラル)
山芋(酵素、食物繊維)
らっきょう(短鎖脂肪酸)
蓮根(酵素、毒出し)
わさび(毒出し、抗酸化ファイトケミカル)

きのこ類

きのこ類全般(食物繊維、毒出し、抗酸化ファイトケミカル)

果物

いちご(抗酸化ビタミン)
柿(抗酸化ビタミン)
キウイフルーツ(食物繊維)
柑橘系の果物(食物繊維、抗酸化ビタミン)
バナナ(食物繊維、短鎖脂肪酸、抗酸化ファイトケミカル)
ぶどう(抗酸化ファイトケミカル)
ブルーベリー(抗酸化ファイトケミカル)
りんご(酵素、食物繊維、毒出し、短鎖脂肪酸、抗酸化ファイトケミカル)
レモン(抗酸化ビタミン)

おわりに

いろいろな角度から現在の日本を取り巻く食環境や生活環境の劣化・悪化を取り上げてきました。私がこの本でお話ししたかったのは、〝悪〟の環境に取り囲まれていても、自らの体の免疫力を養っていればだいじょうぶだということです。私たちの体の自然治癒力や免疫力がしっかり機能していれば、少々の悪の要素も排除できるからです。

本文でも触れていますが、いま日本は放射能という暗雲に覆われています。そのリスクに対抗するのにいちばんてっとり早く、また確実なのは自らの体の免疫力を上げることです。そのためには、まず食の改善。腸を健康にすることです。腸がきれいになれば血液がきれいになり、抹消の毛細血管へサラサラと流れていきます。酸素も栄養素も潤沢に含まれている血液が、全身の細胞に行き渡ることで健康も免疫力も上がっていくのです。これが、私がいうところの「腸・血液・細胞の三位一体」です。

酵素がいかに人間の健康に大切かを紹介してきました。生の食材をしっかり摂ることです。生の食材には酵素があり、三大栄養素も、ビタミン、ミネラル、ファイトケミカルもあり、良質の水分もあります。そしてもう一つ、酵素と同じくらい、健康を推し進めるのに大事なのが食物繊維です。野菜や果物、海藻に多く含まれている食物繊維は、排泄をスムーズにさせるなど腸の働きには欠かせません。さらに、腸内細菌のエサになるという働きもあります。その発酵で生み出される短鎖脂肪酸という有機酸は、私たちの免疫力を上昇させるなど健康の維持・向上に大変重要な存在ということが、最近になってわかってきているのです。腸内細菌、食物繊維、そして短鎖脂肪酸、この腸内でもまた三位一体の関係があります。

食物繊維も意識して摂りましょう。玄米や胚芽米、雑穀、野菜、果物、豆類、いも類、海藻類、きのこ類などの食品を意識して食卓に並べるようにしましょう。

何度も述べますが、私たちを取り囲む生活環境は悪化の一途です。それでも私たちは、この世界で生きていかなければなりません。ご自分の体、ご家族の体を守るには、腸免疫力を培う食事です。日々の生活の中で、まずそこから始めていきましょう。

２０１３年初夏

鶴見　隆史

◉参考文献

『酵素栄養学講座テキスト』鶴見酵素栄養学協会
『Enzyme Nutrition』Edward Howell.M.D.
『「酵素」の謎』 鶴見隆史（祥伝社新書）
『最強の福音！スーパー酵素医療』 鶴見隆史（グスコー出版）
『酵素で腸年齢が若くなる！』 鶴見隆史（青春出版）
『「酵素」が免疫力を上げる！』 鶴見隆史（永岡書店）
『ガン・慢性病がよくなる玄米粉食健康法の奇跡』 鶴見隆史（日本文芸社）
『葬られた「第二のマクガバン報告」』上巻・中巻・下巻
T・コリン・キャンベル トーマス・M・キャンベル著 松田麻美子訳（グスコー出版）
『いまだから知りたい元素と周期表の世界』 京極一樹（実業之日本社）
『人の運は「少食」にあり』 町田宗鳳（講談社+α新書）
『食物繊維は凄い』 印南敏（主婦の友社）
『ウソ？ホント？栄養学がおもしろい！』 本多京子（成美堂出版）
『驚異の木炭パワー』 大槻 彰（日東書院）
『「マイナスイオン」完全読本』 江川芳信（現代書林）
『「放射能は怖い」のウソ』 服部禎男（武田ランダムハウスジャパン）
『50歳からは炭水化物をやめなさい』 藤田紘一郎（大和書房）

鶴見隆史《つるみたかふみ》

1948年石川県生まれ。鶴見クリニック院長。医学博士。酵素栄養学の第一人者。金沢医科大学卒業後、浜松医科大学で研修勤務。西洋医学のほか、東洋医学（中医学）、鍼灸、筋診断法、食養法などを追究。西洋医学と東洋医学を統合した患者優位の「病気治し医療」に取り組む。1990年代後半からアメリカ・ヒューストンで活躍中の酵素栄養学博士フューラー氏らと密に交流、酵素栄養学を修得し、日本に広める。「病気の原因は酵素の浪費と酵素不足の食生活にある」との考えから、鶴見式半断食、酵素食の指導を行い、酵素栄養学を用いて多くの難治性疾患の治療にあたる。主な著書『「酵素」の謎』（祥伝社新書）、『新発見！週末だけ酵素プチ断食』（メディアファクトリー）、『「酵素」が免疫力を上げる！』（永岡書店）他多数。

「酵素《こうそ》」がつくる 腸免疫力《ちょうめんえきりょく》

2013年7月20日　第1刷発行
2018年4月25日　第4刷発行

著　　者　鶴見隆史《つるみたかふみ》
発 行 者　佐藤 靖
発 行 所　大和《だいわ》書房
東京都文京区関口1-33-4　〒112-0014
電話　03(3203)4511

本文印刷　シナノ
カバー印刷　歩プロセス
製　　本　小泉製本

ブックデザイン　松倉浩
イ ラ ス ト　今井久恵
編 集 協 力　田中澄人
校　　正　別府由紀子

ISBN978-4-479-78262-9

http://www.daiwashobo.co.jp/